PRACTICE GUIDEBOOK FOR MEDICAL STATISTICS

医学统计学
实习指导

陈 雯 主 编

吴少敏 赖颖斯 副主编

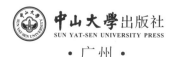

中山大学出版社
·广州·

图书在版编目（CIP）数据

医学统计学实习指导/陈雯主编 . —广州：中山大学出版社，2020.9
ISBN 978 - 7 - 306 - 06942 - 9

Ⅰ. ①医…　Ⅱ. ①陈…　Ⅲ. ①医学统计—实习—高等学校—教学参考材料
Ⅳ. ①R195.1 - 45

中国版本图书馆 CIP 数据核字（2020）第 158673 号

出　版　人：王天琪
策划编辑：鲁佳慧
责任编辑：鲁佳慧
封面设计：曾　斌
责任校对：吴茜雅
责任技编：何雅涛
出版发行：中山大学出版社
电　　话：编辑部 020 - 84111996，84113349，84111997，84110779
　　　　　发行部 020 - 84111998，84111981，84111160
地　　址：广州市新港西路 135 号
邮　　编：510275　传　真：020 - 84036565
网　　址：http://www.zsup.com.cn　E-mail：zdcbs@ mail.sysu.edu.cn
印　刷　者：佛山市浩文彩色印刷有限公司
规　　格：787mm × 1092mm　1/16　14 印张　330 千字
版次印次：2020 年 9 月第 1 版　2022 年 8 月第 2 次印刷
定　　价：49.80 元

本书编委会

主　编　陈　雯

副主编　吴少敏　赖颖斯

编委会成员（按姓氏笔画排序）

　　　　杜志成　吴少敏　张晋昕　陈　雯　林爱华

　　　　郝　春　郝元涛　郭　艳　顾　菁　凌　莉

　　　　曾芳芳　赖颖斯　廖　婧

编写单位　中山大学公共卫生学院医学统计学系

前　言

　　将案例讨论、电脑实验和统计软件的学习融入"医学统计学"实习课，有助于通过生动活泼的课堂讨论调动学生的积极性和主动性，通过电脑实验将抽象的统计理论以直观的方式呈现，通过统计软件的学习提高学生利用所学知识处理实际数据的能力，从而提高学习效果。

　　本书在郝元涛教授主编的《医学统计学实习指导教程》基础上，总结了十余年来教师和学生对该教程的使用反馈，以实用、创新、符合教学发展方向为原则，根据本科生"医学统计学"课程教学内容的发展、实际教学的重点和难点，以及统计软件的更新发展，对教程进行了更新和完善。

　　本书对医学统计学的基本概念、定量资料的统计描述和假设检验、定性资料的统计描述和假设检验、调查和实验设计与临床试验、寿命表与生存分析、多因素分析和统计图表等教学内容及重点难点进行了梳理，并提供了思考练习题和 SPSS 应用的详细讲解。此外，参考国家执业医师资格考试的题目类型，本书附加了卫生统计学模拟试题。

　　作为医学统计学的实习指导教程，本书的主要对象为高等医学院校的临床、麻醉、影像、口腔、康复等专业的学生，也可供公共卫生与预防医学专业、卫生事业管理专业的学生使用。对于参加国家执业医师资格考试和住院医师培训学习的人员，本书也具有一定的参考价值。

　　本书是中山大学公共卫生学院医学统计学系多年实习课教学改革的小结，凝聚了许多教授、同事和研究生的心血，也得到了学院领导的关心和支持，在此表示衷心感谢。感谢参与本书编写的中山大学公共卫生学院医学统计学系的所有教师及研究生；感谢余林林、徐嘉棋和李青群三位研究生在校稿、编辑和统稿中所做的工作；感谢中山大学出版社鲁佳慧编辑和其他工作人员对本书出版提供的帮助。

　　本书虽经再三校对，偏颇或疏漏之处在所难免，恳请各位老师、学者不吝赐教。

陈　雯

2020 年 7 月　广州

目　录

第1章 医学统计学的基本概念

1.1 目的要求

（1）掌握医学统计学的重要概念并进行区分。
（2）掌握并能正确区分统计资料的类型，能对不同资料类型进行相互转化。
（3）熟悉统计工作的基本步骤。

1.2 重点难点

1.2.1 医学统计学的重要概念

1.2.1.1 同质与变异

同质：严格地讲，同质是指研究指标的影响因素完全相同。但在医学研究中，有些影响因素往往是难以控制的（如遗传、营养等），甚至是未知的。所以，在统计学中常把同质理解为对研究指标影响较大的、可以控制的主要因素尽可能相同。

变异：指在同质的基础上观察单位（个体）间的差异。

1.2.1.2 总体与样本

根据研究目的确定的全部同质观察单位，称为总体。

从总体中抽取的部分具有代表性的个体，称为样本。样本中个体数的多少称为样本含量或样本例数。

1.2.1.3 概率与频率

频率是某现象在样本中出现的比率。

概率 P 是对随机事件发生可能性大小的数值度量（$0 \leqslant P \leqslant 1$）。在大样本中，频率可以看作是概率的稳定估计值。

1.2.1.4 参数与统计量

参数是描述总体特征的指标，如总体均数、总体标准差，是固定的常数。

统计量是描述样本特征的指标，如样本均数、样本标准差。统计量是在总体参数附近波动的随机变量。

1.2.1.5 抽样误差

抽样误差是指样本统计量与被推断的总体参数间的差异。抽样误差是不可避免的，影响抽样误差大小的主要因素包括总体内个体间的变异程度、样本例数和抽样方法。总体内个体间变异越大，抽样误差越大；样本例数越大，抽样误差越小；不同的抽样方法也会导致样本对总体的代表性不同，样本的代表性越好，抽样误差越小。

1.2.2 统计资料的类型及相互转化

1.2.2.1 定量资料

对每个观察单位用定量的方法测定某项指标量的大小，所得的资料称为定量资料。

1.2.2.2 定性资料

将观察单位按某种属性或类别分组，所得的资料称为定性资料。

1.2.2.3 等级资料

将观察单位按测量结果的某种属性的不同程度分组，所得的资料称为等级资料，又称有序资料。

1.2.2.4 三类资料间的互相转化

定量资料可以转化为等级资料，等级资料可以转化为定性资料。但转化是单向的，定性资料不能转化为等级资料和定量资料。

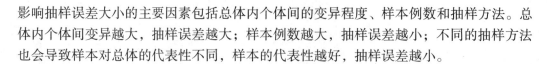

1.3 习 题

1.3.1 选择题

A1 型（单句型最佳选择题）

（1）下列关于概率的定义中，_____是错误的。

A. 如某事件发生的概率等于 1，则为必然事件

B. 当某事件发生的概率在 0～1 之间时，为随机事件

C. 当重复实验次数足够大时，事件发生频率接近概率

D. 当某事件发生的概率小于 0.05，则为不可能事件

E. 当某事件发生的概率等于 0，则为非随机事件

（2）统计量_____。

A. 是统计总体数据得到的量

B. 是反映总体特征的量

C. 是根据总体中的全部数据计算出的统计指标

D. 是用参数估计出来的统计指标

E. 是由样本数据计算出的统计指标

（3）关于抽样误差的描述，正确的是_____。

A. 个体间的变异程度越大，抽样误差越小

B. 个体间的变异程度越大，抽样误差越大

C. 样本量越大，抽样误差越大

D. 样本量越小，抽样误差越小

E. 抽样误差、个体间的变异程度与样本量无关

（4）下列资料中属于定量资料的是_____。

A. 患者的血型（A/B/O/AB）

B. 粪便潜血试验结果（－、＋、＋＋…）

C. 某地的乙肝发病率（高、中、低）

D. 小鼠染毒后细胞转化率（5%、20%、75%…）

E. 临床试验中某药物的疗效（治愈、好转……）

（5）统计分析的主要内容有_____。

A. 统计描述和统计推断　　　　　　B. 区间估计与假设检验

C. 统计图表和统计报告　　　　　　D. 描述性统计和统计学检验

E. 描述性统计和统计图表

（6）下列资料中不属于定量资料的是_____。

A. 身高的测定值　　　　B. 体重的测定值　　　　C. 血糖的测定值

D. 脉搏数　　　　E. 血型

（7）抽样误差产生的原因是_____。

A. 样本不是随机抽取　　B. 测量不准确　　　　C. 资料不是正态分布

D. 个体差异　　　　E. 统计指标选择不当

（8）下列变量中属于等级变量的是_____。

A. 职业　　　　B. 职务　　　　C. 学历　　　　D. 年龄　　　　E. 性别

（9）研究中的基本单位是指_____。

A. 样本　　　　B. 全部对象　　　　C. 影响因素　　　　D. 个体　　　　E. 总体

（10）参数是指_____。

A. 参与个体数　　　　　　　　B. 总体特征的统计指标

C. 总体的全部个体值　　　　　　D. 样本的统计指标

E. 样本的总和

A2 型（病例摘要型最佳选择题）

（11）某市卫健委对其辖区内甲、乙两民营企业技术工人的健康素养进行考核。在甲企业随机抽取 100 人，考核结果为 80 人合格，20 人不合格。在乙企业随机抽取 150人，考核结果为 100 人合格，50 人不合格。该资料的类型是_____。

A. 定量资料　　　　B. 数值资料　　　　C. 二分类资料

D. 等级资料　　　　E. 无序多分类资料

（12）抽样调查小学生身体形态指标，应调查足够的人数，是因为_____。

A. 现在学生人数增多　　　　B. 学生不容易配合

C. 学生的生活条件优越了　　　　D. 学生身体处于发育阶段，变异程度较大

E. 学校的环境不一致

（13）某研究调查了 980 名农民工的职业健康状况，下列变量中属于定量变量的有_____。

A. 工作类型　　　　　　　　B. 暴露的职业危害因素类型
C. 是否患职业病　　　　　　D. 暴露于职业危害因素的时间（月）
E. 性别

（14）为研究某地区 11～17 岁青少年的肥胖患病率，5 个研究团队采用同样的调查方法在该地区分别随机抽样调查了 500～3 000 名 11～17 岁青少年。5 个研究基于身体质量指数（BMI）计算得到的青少年肥胖患病率分别为 5.6%、5.9%、6.3%、9.0% 和 4.5%。请问不同研究得出肥胖患病率差异的可能原因是_____。

A. 样本量不同　　　　B. 总体患病率的差异　　　　C. 青少年应答率不同
D. 研究团队不同　　　E. 调查问题不同

（15）上题中关于青少年肥胖患病率的调查研究中，关于调查总体的说法中正确的是_____。

A. 该地区在调查年度所有 11～17 岁青少年
B. 该地区在调查年度所有肥胖的青少年
C. 该地区在调查年度所有肥胖的人群
D. 该地区所有 11～17 岁青少年
E. 该地区所有肥胖的青少年

1.3.2　判断题

（1）样本是总体中典型的一部分。（　　）
（2）青少年是否肥胖是定性资料。（　　）
（3）健康成年人的每分钟的脉搏数不属于定量资料。（　　）
（4）统计研究过程包括：研究设计、收集资料、整理资料、资料分析，其中关键步骤是资料分析。（　　）
（5）如果样本不是通过随机抽样得来的，则样本对总体没有代表性。（　　）

1.3.3　简答题

（1）某个关于饮酒习惯的调查包括三个问题。问题 1：是否饮酒？问题 2：你饮酒频繁吗（无、偶尔、有时、经常）？问题 3：你最近 1 周内饮多少毫升白酒？请问：这三个问题所得的资料各属于哪种统计资料类型？它们之间有什么关系？
（2）请简述什么是抽样误差？抽样误差的主要影响因素有哪些？
（3）某地区有 10 万名 7 岁发育正常的男孩，为了研究这些 7 岁发育正常的男孩的血压和脉搏，在该人群中随机抽取 200 名 7 岁发育正常的男孩，测量他们的血压和脉搏，请回答下列问题：①该研究中的总体是什么？②该研究中的个体是什么？③200 名 7 岁发育正常的男孩的血压和脉搏的平均水平是参数还是统计量？④如何减少抽样误差？
（4）请举例说明频率和概率的区别和联系。

1.3.4　计算分析题

（1）欲了解某地健康成年男性血红蛋白浓度（g/L）的平均水平，现从该人群中随机抽取健康成年男性 500 例，求得血红蛋白浓度均数为 140.6 g/L。试由此说明什么是总体、个体、样本、同质、变异、变量、统计量、参数。

（2）某地甲高校、乙高校各有男生约 3 000 名。从 2 个高校各随机抽取 100 人测量肺活量，分别求得平均肺活量为 3 650 mL 和 3 550 mL。是否能推论出甲高校同学的平均肺活量大于乙高校的结论？为什么？

（3）将某种疫苗通过皮下注射，对 20 名受试者进行免疫，21 天后测量受试者的免疫应答情况，分别采用三种原始形式记录，结果见表 1 - 1。请问三种记录各属于何种类型的资料？变量类型可以转换吗？就此例进行说明。

表 1 - 1　20 名受试者对疫苗的免疫应答情况

受试者	抗体滴度	目测判断抗体水平	免疫效果分类	受试者	抗体滴度	目测判断抗体水平	免疫效果分类
1	1：40	+	有效	11	1：80	+ +	有效
2	1：20	+	无效	12	1：160	+ +	有效
3	1：160	+ +	有效	13	1：160	+ +	有效
4	1：40	+	有效	14	1：80	+ +	有效
5	1：320	+ + +	有效	15	1：40	+	有效
6	1：80	+ +	有效	16	1：40	+	有效
7	<1：20	±	无效	17	1：20	+	无效
8	<1：20	±	无效	18	1：80	+ +	有效
9	1：40	+	有效	19	1：40	+	有效
10	1：40	+	有效	20	1：160	+ +	有效

1.4　SPSS 应用

1.4.1　统计软件 SPSS 25.0 简介

SPSS 是世界最著名的统计分析软件之一，其版本历经 6.0，7.0，…，26.0，迄今已有 40 余年历史。SPSS 是 Statistical Package for Social Science 的缩写，即 "社会科学统计软件包"，2000 年正式更名为 Statistical Product and Service Solutions，意为 "统计产品与服务解决方案"，标志着其应用领域的拓展与加深。

SPSS 功能全面，包括数据管理、统计分析、图表分析、输出管理等，提供多种统计分析方法，可绘制各种图形。其最突出的优点是操作界面友好，利用窗口方式展示各种数据管理和数据分析方法的功能，用对话框提供各种功能选择项。相对于需要输入命令或编程的其他知名统计软件来说，SPSS 易学易用，故成为广大非统计专业人员的首选统计软件。目前，该软件已在自然科学、技术科学、社会科学的各个领域发挥了巨大作用。

1.4.1.1　SPSS 25.0 的运行环境

操作系统：Windows 10、Windows NT、Windows ME、Windows 2000、Windows XP。

内存：32 MB（for Windows 98、Windows ME）；64 MB（for Window NT、Window 2000、Window XP）。

显示器：800×600（SVGA）以上。

1.4.1.2　SPSS 的启动与退出

SPSS 的启动方式有多种，安装成功后系统会自动在桌面上设置快捷方式图标，双击该图标即可启动 SPSS。也可依次单击 Windows 菜单的 开始 → 程序 → SPSS for windows → SPSS 25.0 for windows （图 1 - 1）。

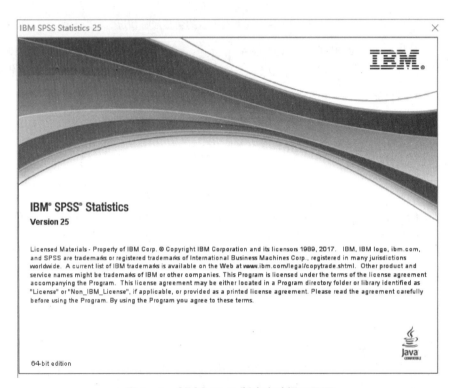

图 1 - 1　SPSS 25.0 版本启动提示画面

退出 SPSS 系统可以采用以下几种方式：

（1）单击 SPSS 窗口的右上角图标 ✕。

（2）单击 SPSS 菜单 File → Exit 。

（3）单击 SPSS 窗口的左上角的图标 ，选择 ✕关闭（C）。

1.4.1.3　SPSS 的主要窗口及其功能

SPSS 的窗口都具有典型的 Windows 风格和功能，具备各种窗口控件，主要有三类：数据编辑窗口（Data Editor）、结果输出窗口（Viewer）和语法窗口（Syntax Editor）。下面分别介绍各自的功能及特点。

1）数据编辑窗口——SPSS Data Editor。系统启动后自动打开的窗口就是数据编辑窗口，是 SPSS 系统的主窗口，主要用于准备、整理数据以及调用统计分析过程等。可同时打开若干个数据文件。

（1）窗口结构（图1-2）。

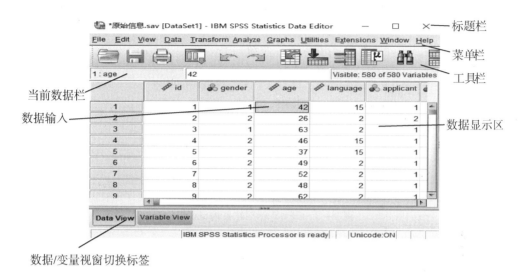

图1-2　SPSS 数据编辑窗的数据视窗

（2）窗口菜单和工具栏。

窗口上方的菜单栏提供了 SPSS 系统全部可调用功能，共有11个选项，分别为：

File：文件管理菜单，有关文件的调入、存储、显示和打印等。

Edit：编辑菜单，有关文本的编辑及系统选项设置等。

View：视图菜单，可定义字体和窗口视图等。

Data：数据管理菜单，可定义及修改变量属性，对记录选择、排序、加权以及对数据文件进行转置、连接和汇总等。

Transform：数据转换处理菜单，有关数值的计算、重新赋值、缺失值替代等。

Analyze：统计分析菜单，包含 SPSS 提供的所有统计分析过程。

Graphs：图形菜单，包含各种统计图的绘制。

Utilities：用户选项菜单，可显示变量列表、文件信息，定义及使用集合，运行脚本文件和编辑菜单项等。

Extensions：扩展应用。

Windows：窗口管理菜单，有关窗口的排列、选择和显示等。

Help：求助菜单，调用各种帮助文件。

除了菜单选项外，系统还提供快捷工具条栏，栏内包含多个常用功能的快捷按钮，用户点击就可直接完成相应功能，快速简便。

2）结果输出窗口——SPSS Viewer。结果输出窗口用于显示分析结果和系统信息。系统启动时并不打开输出窗口，当完成首次统计分析过程后会自动打开。如果处理成功，就显示处理结果；如果处理过程中发生错误或失败，则提示出错信息。也可以通过菜单，单击 File → New → Output ，打开一个新的输出窗口（图1-3）。

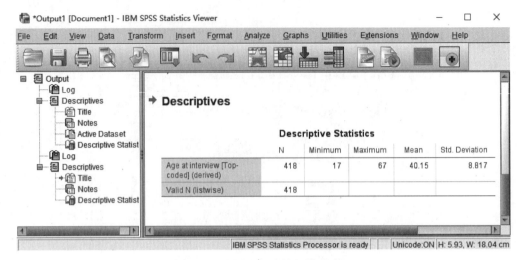

图 1-3　SPSS 标准结果输出窗口

1.4.2　SPSS 数据文件的管理

统计软件中一般都以文件的形式组织管理数据集。在 SPSS 中，一个数据集对应一个数据文件，其形式类似于一张二维表，表格的每列称为 1 个变量（variable），每行称为 1 例记录或观察单位（case）。

完整的统计分析过程可分为建立数据文件、整理数据、选择统计分析过程和查看输出结果等步骤。只有当数据编辑窗口中有数据时，才能进行相应的统计分析。数据文件的管理和编辑处理都在数据编辑窗口中，利用 File 和 Edit 菜单中的各项功能实现。主要包括以下基本操作：①数据文件的建立；②数据文件的录入与编辑；③数据文件的存储；④数据文件的调用；⑤查看变量和数据文件信息；⑥数据文件的其他操作。

1.4.2.1　数据文件的建立

SPSS 启动后，根据用户选择，系统自动打开一个已有的数据文件或建立一个新的空白数据文件。用户也可以单击菜单 File → New → Data，打开一个新的空白数据编辑窗，将待处理的数据建立为数据文件。

要建立新数据文件，一般先定义变量再输入数据。变量及有关属性的定义在数据编辑窗的变量视窗中完成，可单击 Variable View 标签进入变量视窗（图 1-4）。变量视窗中每行有 10 列，代表一个变量的各种属性，包括变量名（Name）、类型（Type）、宽度（Width）、精度（Decimals）、标签（Label）、值标签（Values）、缺失值（Missing）、列宽（Columns）、对齐方式（Align）和测量类型（Measure）。

1.4.2.2　数据文件的录入与编辑

在 Data View 窗口显示的数据表格中，单元格所在的列决定其对应的变量，所在行说明它是该变量的第几个观察值（记录号）。在某个单元格中输入数据时，首先要激活它。方法是单击该单元格，此时其边框加黑，就可在其中输入数据值。当前数据栏中会提示该单元格对应变量名和记录号，在数据输入栏中显示输入的数值，输入完后按回车

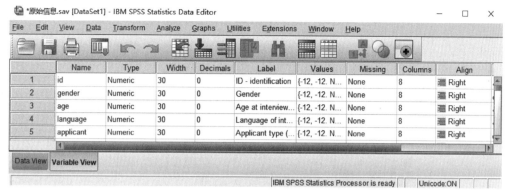

图1-4 SPSS数据编辑窗的变量视窗

键，数据就会显示在单元格中了。光标会自动移到下一个单元格，进行下一数据的输入。也可以用鼠标激活任意一个指定单元格进行输入。

1.4.2.3 数据文件的存储

数据输入完后，此时的数据文件只是保存在内存中，还需要把文件保存到硬盘或软盘上，该过程用菜单选项 File → Save（保存）或 Save as（另存为）实现。

1.4.2.4 数据文件的调用

用菜单选项 File → Open → Data 实现直接打开已有数据文件的功能。系统弹出 Open Data 对话框，找到要打开的文件，双击之或单击打开即可。

SPSS 支持调用多种类型的数据文件，包括 SPSS（＊.sav）、SPSS/PC +（＊.sys）、SPSS portable（＊.por）、SYLK（＊.slk）、Lotus（＊.w）、Data（＊.dat）、dBASE（＊.dbf）等。此外，系统还支持以下文件：①Systat（＊.syd，＊.sys），即 SYSTAT 建立的数据文件；②Excel（＊.xls），即 Excel 电子表格文件；③Text（＊.txt），即纯文本格式的数据文件。

1.4.3 数据整理与变换

在数据窗口中建立或调入数据文件后，很多时候根据统计分析的需要还要对数据文件做进一步的整理或对数据作变换。SPSS 提供了较强的数据文件编辑与管理功能和数据变换功能，主要集中在 Data 和 Transform 菜单中。

1.4.3.1 Data 菜单——数据整理

该菜单下的主要功能包括数据文件维护，如插入变量或观察值、文件的拆分、合并及转置等，以及对观测数据的选择和加权等处理。Data 菜单命令及其功能见表1-2。

表1-2 Data 菜单中主要命令及功能

命令分类	命令	功能
定义、编辑变量与观察值	Define Variable Properties	定义与编辑变量
	Copy Variable Properties	复制变量属性
	Define Date and time	定义与编辑日期变量或日期时间变量
编辑数据	Sort Cases	按指定的数据对记录进行排序
	Sort Variable	按指定的变量对记录进行排序
	Transpose	数据转置
	Merge Files	合并数据文件
	Restructure	数据文件重构
	Aggregate	数据的分类汇总
	Orthogonal Design	正交设计
预处理数据	Split Files	拆分数据文件
	Select Cases	选择记录
	Weight Cases	对记录进行加权处理

1）插入与删除变量。如果需要在数据文件中插入新的变量，将光标移动到插入位置的后一个变量的任何位置，从菜单选择 Edit → Insert Variable ，就会插入一列新变量，而该位置后的原有变量依次右移一列。

也可以使用快捷右键，方法是用右键单击插入位置处后一变量的变量名，则此列全部加黑，并会弹出相应的右键菜单，选择其中的 Insert Variable 也可实现相同功能。系统自动以默认方式对新插入的变量命名和定义属性，用户可以按需要修改。

相应地如果要删除已有的变量，只要单击该变量名使此列全部加黑，然后从菜单选择 Edit → Clear ，该变量就删除了。也可以使用右键菜单中的 Clear 命令，方法同前。还可以直接单击 Delete 删除。

2）插入与删除记录。在数据文件中插入新的记录行的方法与插入变量类似，将光标移动到插入位置的后一行任何位置，从菜单选择 Edit → Insert Case ，就会插入一个空行，可以在此行中输入相应的各变量值。

如果要删除某条记录，单击对应的记录号，使该行全部加黑，从菜单选择 Edit → Clear 或单击 Delete ，就删除掉此条记录了。注意，此处一定是通过单击记录号使整行加黑，而不是连续选择单元格使这行变黑，后者只能删除该行记录的值，但并未删除记录。

3）定位记录。当数据文件很大，变量很多或记录很多时，屏幕窗口只能显示数据的一部分，如果要查找某个特定的数据，可以借助于 SPSS 记录定位的功能。

选择菜单 $\boxed{\text{Edit}}$ → $\boxed{\text{Go to Case}}$，会弹出 Go to Case 对话框，在框中给出当前光标所在记录的记录号。用户只要修改记录号的值，单击 $\boxed{\text{Go}}$ 后，光标就会移动到条记录上。

4）数据记录排序。在数据处理过程中，常需要对记录按某个或某些变量的观察值大小进行排序，可以使用 Sort Cases 命令。其步骤为：

（1）选择菜单 $\boxed{\text{Data}}$ → $\boxed{\text{Sort Cases}}$，弹出 Sort Cases 对话框，如图 1 - 5 所示。

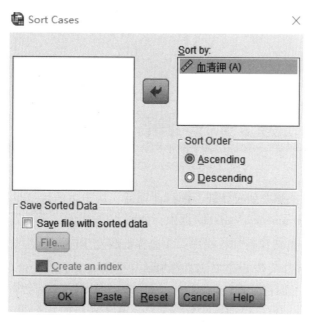

图 1 - 5　Sort Cases 对话框

（2）在显示当前变量清单的源变量框中选择排序变量，再点击箭头按钮，就把排序变量送到右边的 Sort by 框中。

（3）在 Sort Order 单选框中指定排序方式，系统默认 Ascending，即升序排列方式，排序后观察值从小到大排列；也可指定 Descending，即降序排列。

（4）单击 OK 按钮，即可进行排序。

当有多个排序变量时，按次序分别称为第一、第二、第三……排序变量。此时，排序规则是首先按第一排序变量排序，若有相同值则按第二排序变量，若第二也相同则比较第三排序变量，依次第推。

5）对记录加权处理。如果在计算过程中希望对不同的变量数据进行加权处理，就需要用到此功能。"加权"的意思就是"乘以权重"，即"乘以系数"的意思。

（1）选择菜单 $\boxed{\text{Data}}$ → $\boxed{\text{Weight Cases...}}$，弹出 Weight Cases 对话框，如图 1 - 6 所示。

（2）指定加权方式。SPSS 提供两种选择：

Do not weight cases：不做加权处理，系统默认；用它也可对做过加权的变量取消加权。

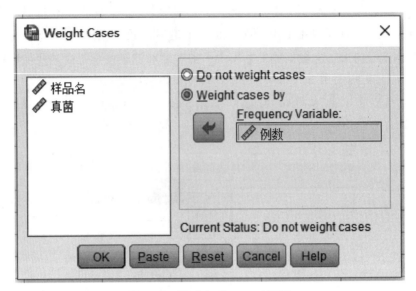

图 1-6　Weight Cases 对话框

Weight cases by：要求加权处理，选择此项后，从左边的源变量框中选择一个变量作加权变量，送入 Frequency Variable 框中，如图 1-6 中的"例数"就是加权变量。

（3）单击 OK 按钮执行加权操作。在选择加权变量时，要注意以下三点：①加权变量值为零、负数和缺失值的观测值不参加统计分析。②加权变量为非整数是允许的。③ 数据文件一旦作了加权处理，加权产生的影响将一直保留，除非对数据文件再作一次加权处理，或取消加权。已加权的数据文件，在主窗口的状态条中会显示 Weight On 字样；数据保存时，有关加权信息一并保存到数据文件中。

1.4.3.2　Transform 菜单——数据变换

1）数据的运算与新变量的生成。选择 Transform → Compute Variable... ，既可对选定的变量进行运算操作，又可通过运算操作让系统生成新的变量。在弹出的 Compute Variable 对话框（图 1-7）中，首先在 Target Variable 指定一个变量，这个变量可以是数据管理器中已有的变量，也可是用户定义新变量，然后点击 Type&Lable... 确定是数值型变量，还是字符型变量，或加上变量标签。在 Numeric Expression 框中键入运算公式，系统提供计算器和 100 多种函数，在 Functions 框内供用户选择使用；若点击 If... 会弹出 Compute Variable：If Cases 对话框，可指定符合条件的变量进行运算。

2）变量的重新编码。在采集数据时，得到的数据往往是多种多样的。为有利于统计分析，有时候需要原始数据进行重新编码。在 SPSS 中存在两种不同的编码方式：

（1）Recode into Same Variables：编码成同一的变量。通过编码，重新给变量赋值，新产生的变量会替换原始变量。在弹出的对话框（图 1-8）中，先在变量名列中选 1 个或多个变量，点击右箭头按钮使之进入 Numeric Variables 框。

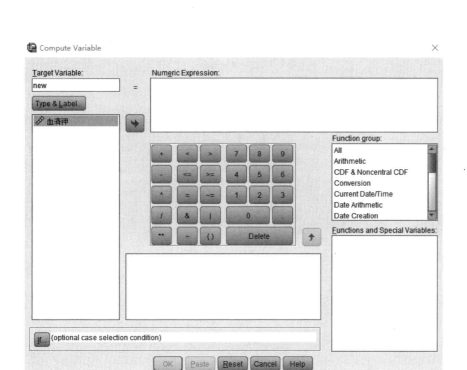

图 1 - 7 Compute Variable 对话框

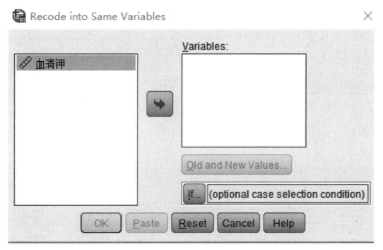

图 1 - 8 Recode into Same Variables 对话框

如果不是对所有观察值进行重新编码，我们可以通过条件表达式建立参与编码的观察值子集，要完成此项功能，通过点击 $\boxed{\text{If...}}$ 进入创建条件表达式对话框（图 1 - 9），通过系统提供的数字键盘和函数，就可方便地建立条件表达式。

点击 $\boxed{\text{Old and New Values}}$，弹出对话框，如图 1 - 10 所示，根据实际情况确定原始变量值和新变量值，点击 $\boxed{\text{Continue}}$ 返回前一级对话框，再点击 $\boxed{\text{OK}}$ 即可。具体的操作如下：

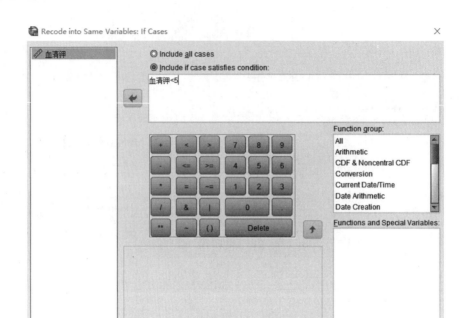

图 1 – 9 Recode into Same Variables：If Cases 对话框

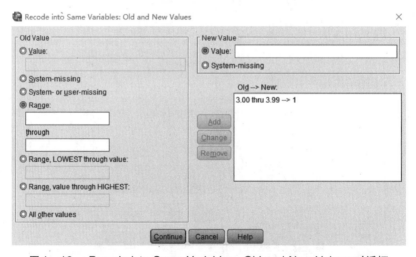

图 1 – 10 Recode into Same Variables：Old and New Values 对话框

　　a. 建立变量与编码的对应关系，需要首先在对话框中输入原始变量的变量值或变量值的范围。

　　Value：直接在后面的框中输入原始的变量值。每次只能输入 1 个值，即每次只能建立 1 个原始变量值与新变量值的对应关系。

　　System-missing：通过选择该选项，建立系统缺失值与自定义新变量值的对应关系。

　　System-or user-missing：通过选择该选项，建立系统缺失值或自定义缺失值与新变量值的对应关系。

Range（ ）through（ ）：该选项适合于用来建立连续型变量与新变量值的对应关系。分别在 through 前后两个输入框中输入原始变量值的下限和上限，以此确定一个变量值的范围，凡是变量值落在该范围内的均对应同一个新变量值。

Range LOWEST through value（ ）：在 through 后面的输入框中输入原始变量值的上限，以此确定一个变量值的范围，凡是原始变量值小于该上限的均对应同一个新变量值。

Range value through HIGHEST（ ）：在 through 前面的输入框中输入原始变量值的下限，以此确定一个变量值的范围，凡是原始变量值大于该下限的均对应同一个新变量值。

All other values：这是当上述 6 种选项都不适合时的一个补充选项。选择该项，则剩下的尚未指定的原始变量值都可以对应为同一个新变量值。

b. 输入变量的原始数值（范围）后，再输入与之对应的新变量的取值。有两种输入方式：

Value：原始变量值（范围）对应一个具体的新变量值。在 Value 后面的框中直接输入 1 个数值或 1 个字符串。注意，新变量的数据类型要与原始变量的数据类型一致：若原始变量是数值型的，则新变量也必须是数值型的；若原始变量是字符型的，则新变量也必须是字符型的。

System-missing：原始变量值（范围）对应的新变量值是系统缺失值。

（2）Recode into Different Variables：编码成不同的变量。其功能、操作步骤与 Recode into Same Variables 相似，但重新编码后的变量会作为新的变量保存在数据库中。在弹出的对话框（图 1 – 11）中，先在变量名列中选 1 个或多个变量，点击箭头按钮使之进入 Numeric Variable→Output Variable 框，同时，在 Output Variable 框中输入新变量的名称，单击 Change 即完成新旧变量的定义。

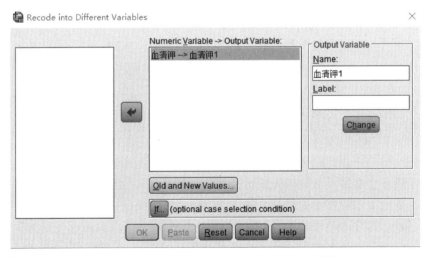

图 1 – 11　Recode into Different Variables 对话框

然后，单击 Old and New Values ，弹出对话框，如图 1 - 12 所示，用户根据实际情况确定原始变量值和新变量值，点击 Continue 返回上一级对话框。具体操作如下：

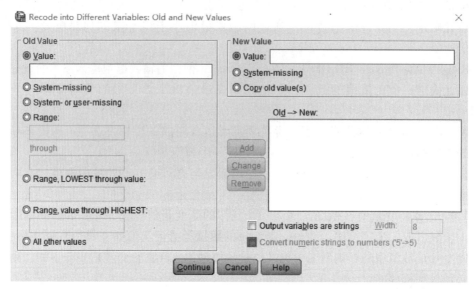

图 1 - 12　Recode into Different Variables：Old and New Values 对话框

Old value：原始变量值。可以对单个原始变量值、变量值区间以及系统缺失值进行编码。但当原始变量为字符型时，不能对原始变量值区间和系统缺失值进行编码。数据区间包括区间的终点以及落在此区间内的自定义缺失值。

New value：新变量值。可以为数值型和字符型值。

如果原始变量值无定义，则编码后产生的新变量自动指定为系统缺失值。

如果剩余的原始变量值不需要再进行编码，则在 old value 中选择 All other value，然后在 New value 中选择 Copy old value（s）。

如果要将数值型编码成字符型值，必须选中 Output variable are string 选项。

若选中 Convert numeric strings to numbers 选项，则可将字符型数值转换为数值型编码。

可以一次同时对多个变量值进行编码，但是这些变量必须具有相同的数据类型。

3）观察值的排秩。为了解在指定条件下某个或某些变量值的大小顺序，可选 Transform 菜单中的 Rank Cases... 命令项，弹出对话框，如图 1 - 13 所示，从变量名框中选 1 个或多个变量点击右箭头按钮使之进入 Variable（s）框作为按该变量值大小排序的依据。若选 1 个或多个变量使之进入 By 框，则系统在排序时将按进入 By 框的变量值分组排秩。排序的结果将在数据库中新建一个变量用于保存原始变量的秩次。新变量的命名方式为原变量名前加一特定排序类型字母的变量，例如，原变量为 x，则普通排序时变量为 rx。用户可在 Rank Cases 对话框的 Assign Rank 1 to 选项中指定秩次排列方式：Smallest value 表示最小值用 1 标注，之后依次为 2，3，4…；Largest value 表示最大值用 1 标注，之后依次为 2，3，4…。

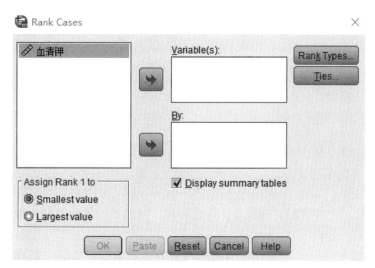

图 1 - 13　Rank Cases 对话框

点击 Rank Cases 对话框中的 Rank Types… ，弹出对话框，如图 1 - 14 所示，可选择排序类型如下：

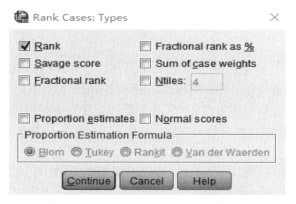

图 1 - 14　Rank Cases：Types 对话框

Rank：普通秩次。

Savage score：以指数分布为基础的原始分秩次。

Fractional Rank：分组例数之和占总例数累积百分比秩次。

Fractional Rank as %：累积百分秩次，普通的秩除以有效观察值的权重再乘以 100。

Sum of case weights：观察值权重的总和，同一个组别中所有个体的秩次为常数。

Ntiles：按百分比进行分组，每一组变量值都具有同一个秩。给定一个大于 1 的整数，系统按此数范围确定排序的秩次。例如，输入的数值是 4，则将全部观察变量值的大小分成 4 个小组，每组都包含约 25% 的观察值，指定第一组观察值的秩为 1，第二组的观察值的秩为 2，以此类推。

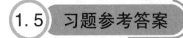

1.5 习题参考答案

【选择题】

(1) D (2) E (3) B (4) D (5) A (6) E (7) D (8) C

(9) D (10) B (11) C (12) D (13) D (14) A (15) A

【判断题】

(1) 错 (2) 对 (3) 错 (4) 错 (5) 错

【简答题】

(1) 问题1：定性资料；问题2：等级资料；问题3：定量资料。转化关系：定量资料→等级资料→定性资料。

(2) 抽样误差是指样本统计量与被推断的总体参数间的差异。影响抽样误差大小的主要因素包括总体内个体间的变异程度、样本例数和抽样方法。

(3) ①该地区10万名7岁发育正常的男孩。②该地区每个7岁发育正常的男孩。③统计量，因为200名7岁发育正常的男孩是总体中的一个样本。④通过随机化或增加样本量的方法。

(4) 概率是频率的估计值，如投硬币试验。

【计算分析题】

(1) 要点：总体：该地区所有健康成年男性；个体：健康成年男性个体；样本：随机抽取的500例健康成年男性；同质：该地区健康成年男性血红蛋白浓度的影响因素相同；变异：该地区健康成年男性个体间血红蛋白浓度水平有差异；变量：血红蛋白浓度；统计量：500例健康男性血红蛋白浓度的均数；参数：该地区所有健康成年男性血红蛋白浓度的均数。

(2) 要点：不能。因为从甲、乙两个学校分别抽取的100人，得到的分别是甲、乙两个学校中的一个样本。样本的平均肺活量只是甲、乙两校所有同学平均肺活量的一个点估计值。即使是按随机化原则进行抽样，由于存在抽样误差，样本均数与总体均数一般很难恰好相等。因此，不能仅凭两个样本均数高低就作出两总体均数孰高孰低的判断。

(3) 要点：定量变量──→多分类变量──→二分类变量。

（吴少敏）

第2章 定量资料的统计描述

2.1 目的要求

（1）学会编制频数表，了解频数表的用途。
（2）掌握平均水平指标的含义并掌握其适用条件，了解其计算过程。
（3）掌握离散程度指标的含义并掌握其适用条件，了解其计算过程。
（4）掌握正态分布的主要特征。
（5）掌握医学参考值的概念和制订方法。

2.2 重点难点

2.2.1 平均水平指标及适用条件

均数：适用于对称分布，尤其是正态分布或近似正态分布的资料。
几何均数：适用于对数正态分布或数据呈等比级数变化的资料。
中位数：适用于任何分布的资料，尤其是非正态分布、分布不明确和未闭口资料。

2.2.2 离散程度指标及适用条件

极差：适用于任何分布的资料。
四分位数间距：适用于任何分布的资料，尤其是非正态分布、分布不明确和未闭口资料。
方差：适用于对称分布，尤其是正态分布或近似正态分布的资料。
标准差：适用于对称分布，尤其是正态分布或近似正态分布的资料。
变异系数：适用于比较均数相差较大或度量衡单位不同的资料。

2.2.3 正态分布的主要特征

（1）正态曲线（normal curve）在横轴上方，且均数所在处最高。
（2）正态分布以均数为中心，左右对称。
（3）正态分布有2个参数，即均数与标准差（μ 与 σ）。以 $N(\mu, \sigma^2)$ 表示其中均数为位置参数，标准差为形状参数。标准正态分布的均数和标准差分别为 0 和 1，以

N（0，1）表示。

2.2.4 正态分布曲线下面积分布的应用

正态分布曲线下的面积分布有一定的规律性，掌握该规律性可用于：
（1）估计频数分布。
（2）制定参考值范围。
（3）质量控制。
（4）统计检验的理论基础。

2.2.5 正态分布和标准正态分布曲线下面积分布规律

正态分布和标准正态分布曲线下面积分布规律见表2-1。

表2-1 正态分布和标准正态分布曲线下面积分布规律

正态分布	标准正态分布	面积（或概率）
$\mu - 1\sigma \sim \mu + 1\sigma$	$-1 \sim +1$	68.27%
$\mu - 1.96\sigma \sim \mu + 1.96\sigma$	$-1.96 \sim +1.96$	95.00%
$\mu - 2.58\sigma \sim \mu + 2.58\sigma$	$-2.58 \sim +2.58$	99.00%

2.3 习 题

2.3.1 选择题

A1 型（单句型最佳选择题）

（1）编制频数表时错误的做法是_____。
A. 找出最大值和最小值，计算极差
B. 定组距，常用等组距，一般分 8～15 组为宜
C. 分组段时，组段可以重叠，如 2～4，4～6，…
D. 用划记法计频数
E. 第一个组段应包括变量的最小值，最后一个组段应包括变量的最大值

（2）各观察值均加（或减）同一不为 0 的数后，_____。
A. 均数不变，标准差变小 B. 均数改变，标准差不变
C. 均数不变，标准差变大 D. 两者均改变
E. 两者均不变

（3）对于血清滴度资料，表示平均水平的最常用统计量是_____。
A. 均数 B. 中位数 C. 几何均数 D. 全距 E. 标准差

（4）描述一组偏态分布资料的变异程度时，适宜的统计量是_____。
A. 变异系数（CV） B. 方差（S^2） C. 极差（R）
D. 标准差（S） E. 四分位数间距

（5）作定量资料的统计描述，不正确的是_____。

A. 均数用于描述集中趋势

B. 均数、中位数和几何均数可随意选用

C. 标准差是常用的描述变异程度的指标

D. 变异系数 = 标准差/均数

E. 四分位数间距和变异系数也是变异程度的指标

（6）正态分布的 2 个参数为_____。

A. $\bar{X}$ 和 S B. μ 和 σ C. $\bar{X}$ 和 σ

D. $\bar{X}$ 和 CV E. μ 和 S

（7）关于标准正态分布曲线下的面积，错误的是_____。

A. $-1.96 \sim 1.96$ 间曲线下面积是 95%

B. $1.96 \sim 2.58$ 间曲线下面积是 2%

C. 大于 1.645 的曲线下面积是 2.5%

D. $-1.96 \sim -1.645$ 间曲线下面积是 2.5%

E. 大于 1.96 的曲线下面积为 2.5%

（8）某个变量服从正态分布，其总体的算术均数是 μ，总体的中位数是 M，则有_____。

A. $\mu = M$ B. $\mu < M$ C. $\mu > M$

D. $\mu < M$ 和 $\mu > M$ 均有可能 E. $\mu = -M$

（9）正态曲线下总面积为_____。

A. 95% B. 99% C. 50% D. 100% E. 1%

（10）对 95% 参考值范围的不正确理解是_____。

A. 在此范围之外者可能为异常 B. 在此范围内者可能为正常

C. 尚有 5% 的正常人在此范围之外 D. 95% 的正常人在此范围内

E. 此范围外者 95% 不正常

A2 型（病例摘要型最佳选择题）

（11）比较 20 头河马体重和 20 只小白鼠体重两组数据变异程度的大小宜采用_____。

A. 变异系数（CV） B. 方差（S^2） C. 极差（R）

D. 标准差（S） E. 四分位数间距

（12）假定某人群的智商服从正态分布，均值为 100，标准差为 15，则此人群中下列说法不正确的是_____。

A. 智商高于 129.4 的约占 2.5%

B. 智商高于 100 的约占 50%

C. 智商低于 70.6 的约占 2.5%

D. 智商介于 70.6 和 129.4 之间的约占 95%

E. 智商高于 129.4 的约占 5%

（13）调查测定某地 300 名正常人尿铅含量见表 2－2：

表 2－2　某地 300 名正常人尿铅含量

尿铅含量/ (mg·L^{-1})	0～	4～	8～	12～	16～	20～	24～	28～	合计
例数	14	22	29	18	15	6	1	2	107

描述该资料的集中趋势，宜用_____。

A. 均数　　　B. 中位数　　　C. 几何均数　　　D. 众数　　　E. 极差

（14）根据 200 例正常人的尿铅值原始数据（非正态分布），计算其 95% 医学参考值范围应采用_____。

A. 双侧正态分布法　　　B. 单上侧正态分布法　　　C. 双侧百分位数法

D. 单上侧百分位数法　　　E. 单下侧正态分布法

（15）某疾病预防控制中心测得 100 例居民的乙肝抗体滴度资料见表 2－3：

表 2－3　100 例居民乙肝抗体滴度

抗体滴度	1∶100	1∶200	1∶400	1∶800	1∶1 600	1∶3 200
例数	1	10	39	35	12	3

描述该资料的集中趋势和离散趋势，宜用_____。

A. 中位数和方差　　　B. 中位数和标准差　　　C. 几何均数和四分位数间距

D. 几何均数和极差　　　E. 众数和极差

2.3.2　判断题

（1）重金属 As 在人体的含量不服从正态分布，医学上认为过高属于异常。则其参考值范围的制订可以参照公式：$P_{2.5}$～$P_{97.5}$。（　　　）

（2）欲比较 3 岁女孩体重和 50 岁妇女体重的变异程度，宜采用的指标是变异系数。（　　　）

（3）95% 参考值范围的正确理解是此范围外者 95% 不正常。（　　　）

（4）对服从正态分布的数值型变量，理论上其中位数等于均数。（　　　）

（5）对服从正态分布的数值型变量，其平均水平的指标可以用均数和中位数。（　　　）

（6）对服从正偏态分布的数值型变量，其均数小于中位数。（　　　）

2.3.3　简答题

（1）描述定量资料集中趋势（平均水平）的指标有哪些，各适用于什么情况？

（2）定量资料频数表的组段是否越细越好？你接触过的频数表中，有组距不等的吗？

（3）对称分布资料中，尤其正态分布资料，常用均数描述其平均水平，而不用中位数，是否因为中位数不能正确描述其平均水平？如果不是这个原因，应怎样解释这个选择?

（4）偏态分布资料或无端界资料（开口资料）通常用中位数描述其平均水平，能不能使用均数？为什么？

（5）几何均数常用于描述一组对数正态分布资料的平均水平，用中位数可以吗？为什么？用几何均数有何好处？

（6）正态分布的主要特征有哪些？

（7）估计医学参考值范围的方法主要有哪些？简述各自的适用情形。

（8）简述估计参考值范围的步骤与要点。

2.3.4 计算分析题

1）如何对下列 3 组数据进行统计学描述，并以此说明均数、中位数和几何均数各适用于何种情况？不同的数据类型应采用何种变异指标？

（1）某疾病预防控制中心测得 100 例农民钩端螺旋体血凝试验抗体滴度资料见表 2-4：

表 2-4　100 例农民钩端螺旋体血凝试验抗体滴度

抗体滴度	1:100	1:200	1:400	1:800	1:1 600	1:3 200
例数	1	10	39	35	12	3

（2）测得 22 名非心脏疾患死亡的成年男性的心脏重量如下：330g、270g、380g、275g、240g、285g、300g、205g、280g、280g、290g、310g、300g、280g、300g、310g、310g、320g、330g、351g、352g、323g。

（3）某地抽样调查 2 000 名儿童贫血资料见表 2-5：

表 2-5　2 000 名儿童贫血资料

年龄/岁	3~	6~	9~	12~	15~	18~	21~	24~	27~	30~	33~	36~
贫血人数	540	400	350	160	150	95	75	61	59	50	47	13

2）某病住院日的分布呈中间高两边低。平均住院日为 10 天，中位数为 5 天，请据此说明该病住院日分布的对称性。

3）已知正常成年男子的血清总胆固醇服从正态分布，表 2-6 是 101 名正常成年男性的血清总胆固醇值的频数分布，求该地 30~49 岁健康成年男性血清总胆固醇的 95%正常值范围。

表 2-6　101 名正常成年男性的血清总胆固醇值

血清总胆固醇/ (mmol·L^{-1})	2.5~	3.0~	3.5~	4.0~	4.5~	5.0~	5.5~	6.0~	6.5~	7.0~7.5	合计
人数	1	8	9	23	25	17	9	6	2	1	101

2.4 SPSS 应用

基本统计分析（descriptive statistics）包括频数表分析（Frequencies）、单变量统计学描述（Descriptives）、探索性分析（Explore）、行列表分析（Crosstabs）和比率分析（Ratio）五个过程（图2-1）。Frequencies 过程：产生频数表，描述数据的分布特征；Descriptives 过程：进行一般性的统计描述，能了解数据的基本特征，如观察值的分布、变量的均数、标准差等基本统计量，及有无离群点等；Explore 过程：数据概况不清时的探索性分析；Crosstabs 过程：计数资料统计描述和检验；Ratios 过程：对两个连续型变量计算相对比指标。

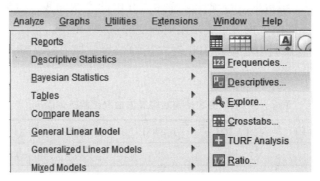

图2-1　Descriptive Statistics 菜单

下面主要介绍常用的 Descriptives 过程。

Descriptives 过程可对数值变量进行描述性统计分析，生成一系列的统计量，并可计算原始数据的标准化值，并以新的变量保存于数据文件。

Descriptives 过程的操作提示：

点击 Analyze → Descriptive Statistics → Descriptives… ，弹出对话框，如图2-2所示。

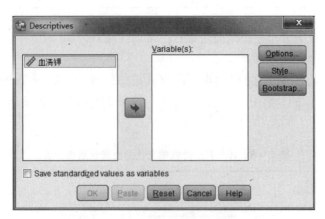

图2-2　Descriptives 对话框

Variables：定义分析变量。

Save standardized values as variables：定义是否将原始变量的正态转换值存为新变量。

Descriptives：Options：选项，对话框如图 2 – 3 所示。

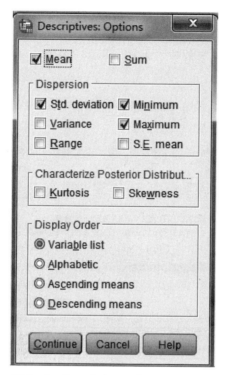

图 2 – 3　Descriptives：Options 对话框

Descriptives：Options 对话框中可以选择计算均数（Mean）和总和（Sum）。

Dispersion：选择描述离散趋势的指标，包括：标准差（Std. Deviation）、方差（Variance）、全距（Range）、最小值（Minimum）、最大值（Maximum）和标准误（S. E. mean）。

Characterize Posterior Distribut…：选择描述分布形态的两个指标，包括：峰度系数（Skewness）、偏度系数（Kurtosis）。

Display Order：显示输出顺序，可以选择按变量列表顺序，变量字母顺序，变量均数升序和变量均数降序。

例 2 – 1　以下是抽样调查某地 120 名健康成年男性的血清钾含量：

4.26　4.09　4.25　5.15　3.75　3.24　4.71　4.43　5.39　4.60　4.16　4.15

3.83　3.64　4.23　3.67　4.02　5.05　4.55　4.77　5.05　4.68　4.78　4.78

4.51　3.57　5.00　4.64　3.72　3.82　3.98　4.79　4.99　4.50　4.63　4.76

4.97　3.96　4.36　4.81　4.24　4.11　4.29　4.11　4.45　3.94　4.13　4.61

4.94	4.05	4.32	5.26	4.39	4.74	4.46	3.98	4.40	4.96	4.99	4.71
5.18	3.45	4.17	4.36	4.41	4.61	4.65	4.90	4.60	4.26	3.61	5.13
3.42	4.14	5.29	4.16	4.25	4.79	4.46	3.86	4.39	4.02	4.65	4.54
4.29	4.22	4.79	4.70	5.39	4.67	3.99	3.70	3.93	4.03	4.35	4.67
4.89	4.46	5.47	4.23	3.62	3.78	5.25	4.72	3.60	4.21	4.42	5.23
3.91	4.24	4.11	4.74	4.07	3.90	4.62	4.69	4.77	4.20	4.11	4.25

试对其计算均数和标准差。

主要输出结果（图2-4）及解释：

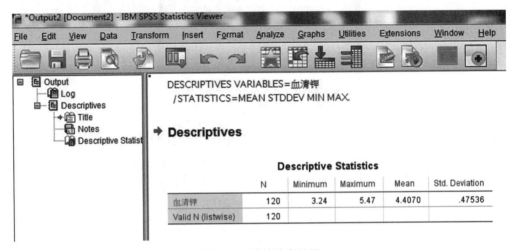

图2-4 统计输出结果

所以均数为 4.407 0 mmol/L，标准差为 0.475 36 mmol/L。

2.5 习题参考答案

【选择题】

(1) C　(2) B　(3) C　(4) E　(5) B　(6) B　(7) C　(8) A
(9) D　(10) E　(11) A　(12) E　(13) B　(14) D　(15) C

【判断题】

(1) 错　(2) 对　(3) 错　(4) 对　(5) 对　(6) 错

【简答题】

(1) 均数：资料呈对称分布，医学上常见的正态或近似正态分布资料。

几何均数：等比级数资料或原始观察值呈偏态分布，经对数转换后可转换为正态分布或近似正态分布的资料。

中位数：适用于描述任何分布，特别是偏态分布资料、频数分布的一端或两端无确切数据资料，以及未知分布中心位置的资料。

（2）不正确。因为如果分组太细，不能看出分布的规律。寿命表的组段不相等。

（3）不正确。中位数可以描述正态分布资料，但是均数考虑了每个测量值，所以利用了每个数据的信息，并且使用均数，可以在后续的统计学推断时采用参数的推断方法，检验效能更高。

（4）不能。偏态分布的资料使用均数描述会使得平均水平偏大或者偏小，开口资料计算不出来均数。

（5）可以。中位数适合任何类型的资料，但是在后续的统计学推断部分，几何均数可以采用参数的推断方法，检验效能更高。

（6）正态分布的主要特征：①正态分布是单峰、对称的分布。②正态分布有 2 个参数：$N(\mu, \sigma^2)$。③概率密度函数在均数处达到最大。④随机变量 X 的取值（$-\infty$，$+\infty$），概率密度函数曲线位于 X 轴上方，与 X 轴永不相交。⑤正态分布曲线下面积分布有一定规律。

（7）根据资料确定方法：正态分布的资料采用正态分布法，不服从正态分布的资料采用百分位数法。

（8）估计参考值范围：①确定抽样的入选标准和排除标准，并抽取一定含量的样本（100 例以上）。②根据专业知识决定单侧或双侧。③确定范围：一般以 95% 参考值范围为最常用。④根据资料确定方法：常用的有正态分布法和百分位数法两种。

【计算分析题】

1）资料为等比级数资料，服从对数正态分布，采用对数均数描述平均水平，采用对数值求标准差再反对数还原描述离散程度。资料服从正态分布，采用均数描述平均水平，采用标准差描述离散程度。资料服从正偏态分布，采用中位数描述平均水平，采用四分位数间距描述离散程度。

2）因为均数大于中位数，所以服从正偏态分布。

3）$\bar{X} = 4.74$ mmol/L，$S = 0.88$ mmol/L，由 $\bar{X} \pm 1.96S$ 得 95% 参考值范围为（3.02，6.46）mmol/L。

（林爱华）

第 3 章　总体均数的估计及假设检验

3.1　目的要求

（1）掌握抽样误差的概念与计算。
（2）掌握 t 分布的特征和应用。
（3）掌握置信区间的意义与计算。
（4）掌握假设检验的基本思想和基本步骤。
（5）掌握 t 检验的应用条件，正确选用不同类型资料的 t 检验。
（6）熟悉假设检验的注意事项。
（7）了解假设检验中的两类错误的概念。

3.2　重点难点

3.2.1　抽样误差

（1）均数的抽样误差（sampling error）：指由抽样所引起的样本均数与总体均数或样本均数之间的差异。掌握了抽样误差的规律，便可由样本均数估计总体均数的大概范围。

理论证明：①从 $N(\mu, \sigma^2)$ 中随机抽取样本量为 n 的样本，样本均数服从正态分布，有 $\bar{X} \sim N(\mu, \sigma_{\bar{X}}^2)$。②即使总体呈偏态分布，当 n 足够大（ >50 ）时，根据中心极限定理，样本均数也近似服从 $N(\mu, \sigma_{\bar{X}}^2)$ 的正态分布。

（2） $\sigma_{\bar{X}} = \dfrac{\sigma}{\sqrt{n}}$ ，样本均数的标准差，又称为标准误（standard error, S. E.）。标准误是描述均数抽样误差大小的统计指标，随着样本量的增大而减小。

3.2.2　t 分布的特征

（1）以 0 为中心，左右对称的单峰分布。
（2）曲线形状相似于正态分布曲线，但更矮胖（变异更大）。
（3）t 分布曲线是一簇曲线，其形态变化与自由度的大小有关。自由度越小，则 t 值越分散，曲线越低平。

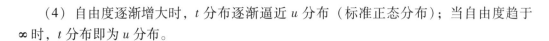

（4）自由度逐渐增大时，t 分布逐渐逼近 u 分布（标准正态分布）；当自由度趋于 ∞ 时，t 分布即为 u 分布。

3.2.3　假设检验的推理思路

假设检验是用来判断样本与样本、样本与总体的差异是由抽样误差引起还是由本质差别造成的统计推断方法。假设检验采用了小概率反证法思想。小概率思想是指小概率事件（一般指事件发生概率小于等于 0.05）在一次实验中不会发生。反证法思想是先提出待检验的假设（H_0），在 H_0 成立的前提下，若基于样本信息得到当前实验结果是小概率事件，则与"小概率思想"相矛盾，所以 H_0 不成立，应拒绝该假设。

3.2.4　三种不同设计类型的 t 检验的步骤

区分均数比较的三种 t 检验：单组完全随机化设计资料均数 t 检验、随机化配对设计资料均数 t 检验和两组完全随机化设计资料均数 t 检验。

1）样本均数与总体均数比较的 t 检验：目的是推断样本所代表的未知的总体均数 μ 与一个已知的总体均数 μ_0 是否相等。

（1）建立检验假设：零假设 H_0：$\mu = \mu_0$；备择假设 H_1：$\mu \neq \mu_0$；$\alpha = 0.05$。

（2）选择检验方法及计算检验统计量：

$$t = \frac{\overline{X} - \mu_0}{\dfrac{S}{\sqrt{n}}} \sim t \text{ 分布}, \nu = n - 1$$

（3）确定 P 值：查 t 界值表，得 P 值。

（4）统计推断：按规定的一个较小概率值 α，若 $P > \alpha$，则拒绝 H_0；否则，不拒绝 H_0。

2）配对设计资料均数比较的 t 检验：目的是推断配对资料差值的总体均数与总体均数 0 是否相等。

（1）建立检验假设：零假设 H_0：$\mu_d = 0$；备择假设 H_1：$\mu_d \neq 0$；$\alpha = 0.05$。

（2）选择检验方法及计算检验统计量：

$$t = \frac{\overline{d} - 0}{\dfrac{S_d}{\sqrt{n}}} \sim t \text{ 分布}, \nu = n - 1$$

（3）确定 P 值：查 t 界值表，得 P 值。

（4）统计推断：按规定的一个较小概率值 α，若 $P > \alpha$，则拒绝 H_0；否则，不拒绝 H_0。

3）两个样本均数比较的 t 检验：目的是推断两样本均数所代表的未知总体均数 μ_1 和 μ_2 是否相等。

（1）建立检验假设：零假设 H_0：$\mu_1 = \mu_2$；备择假设 H_1：$\mu_1 \neq \mu_2$；$\alpha = 0.05$。

（2）选择检验方法及计算检验统计量：

$$t = \frac{\overline{X_1} - \overline{X_2}}{\sqrt{S_c^2\left(\dfrac{1}{n_1} + \dfrac{1}{n_2}\right)}} \sim t \text{ 分布}, \ \nu = n_1 + n_2 - 2$$

（3）确定 P 值：查 t 界值表，得 P 值。

（4）统计推断：按规定的一个较小概率值 α，若 $P > \alpha$，则拒绝 H_0；否则，不拒绝 H_0。

3.2.5　假设检验中的两类错误的概念

由假设检验作出的推断结论可能发生两种错误：①拒绝了实际上是成立的 H_0，这叫第一类错误（type Ⅰ error），又称为Ⅰ型错误。②不拒绝实际上是不成立的 H_0，这叫第二类错误（type Ⅱ error），又称为Ⅱ型错误。第一类错误的概率用 α 表示，假设检验时，根据分析者的要求确定其大小，如确定 $\alpha = 0.05$，即第一类错误的概率为 0.05，理论上 100 次抽样中发生这样的错误有 5 次。第二类错误的概率用 β 表示，它只有与特定的 H_1 结合起来才有意义。但 β 值的大小一般难以确切估计，仅知当总体参数不变且样本含量确定时，α 越小，β 越大；反之 α 越大，β 越小。假设检验中的两类错误见表 3 – 1。

表 3 – 1　假设检验中的两类错误

基于样本的决定	总体真实情况	
	H_0 为真	H_1 为真
拒绝 H_0	第一类错误	正确决定
不拒绝 H_0	正确决定	第二类错误

3.3　习　题

3.3.1　选择题

A1 型（单句型最佳选择题）

（1）测定 111 名健康成年男性总胆固醇含量均数为 182.08 mg/dL，标准差为 3.46 mg/dL，其总体均数的 99% 置信区间为_____ mg/dL。

A. $182.08 \pm 3.34 \times 3.46/\sqrt{111}$　　　　B. $182.08 \pm 2.58 \times 3.46/\sqrt{111}$

C. $182.08 \pm 3.34 \times 3.46$　　　　D. $182.08 \pm 2.58 \times 3.46$

E. $182.08 \pm 1.96 \times 3.46$

（2）抽样误差产生的原因是_____。

A. 样本不是随机抽取　　　B. 测量不准确　　　C. 资料不是正态分布

D. 个体差异　　　　　　　E. 统计指标选择不当

（3）对于正偏态分布的总体，当样本量足够大时，样本均数的分布近似为_____。

A. 正偏态分布　　　　　　B. 负偏态分布　　　　　　C. 正态分布

D. t 分布　　　　　　　　　　E. 标准正态分布

（4）用大量来自同一总体的独立样本对总体参数作估计时，关于 95% 置信区间（CI），正确的说法是_____。

A. 大约有 95% 的样本的 CI 覆盖了总体参数

B. 各个样本的 CI 是相同的

C. 对于每一个 CI 而言，有 95% 可能性覆盖总体参数

D. 对于每一个 CI 而言，有 5% 可能性没有覆盖总体参数

E. 大约有 95% 的样本的 CI 是相同的

（5）比较两药疗效时，若_____，可作单侧检验。

A. 已知 A 药与 B 药均有效　　　　B. 不知 A 药好还是 B 药好

C. 已知 A 药不会优于 B 药　　　　D. 已知 A 药与 B 药差不多好

E. 已知 A 药与 B 药均无效

（6）假设检验的步骤是_____。

A. 建立假设、选择和计算统计量、确定 P 值和判断结果

B. 建立无效假设、建立备择假设、确定检验水准

C. 确定单侧检验或双侧检验、选择 t 检验、估计第一类错误和第二类错误

D. 计算统计量、确定 P 值、作出推断结论

E. 建立无效假设、选择和计算统计量、确定 P 值、作出推断结论

（7）关于假设检验，下列说法正确的是_____。

A. 单侧检验优于双侧检验

B. 采用配对 t 检验还是独立样本资料 t 检验是由研究设计方法决定的

C. 检验结果若 P 值大于 0.05，则接受 H_0 犯错误的可能性很小

D. 用 t 检验进行两样本总体均数比较时，可以不要求方差齐性

E. 配对 t 检验总是优于独立样本资料 t 检验

（8）减少假设检验的第二类错误，应该使用的方法是_____。

A. 减少第一类错误　　　　　　　B. 减少容许误差

C. 减少测量的随机误差　　　　　D. 增大总体范围

E. 增加样本含量

（9）两样本均数比较，经 t 检验，差别有显著性时，P 越小，说明_____。

A. 两样本均数差别越大　　　　　B. 两总体均数差别越大

C. 两样本均数差别越小　　　　　D. 越有理由认为两总体均数不同

E. 越有理由认为两样本均数不同

（10）两独立样本总体均数比较的 t 检验_____。

A. 要求两组均数相近　　　　　　B. 要求观察个体相互独立

C. 对均数和方差没有要求　　　　D. 要求均数和方差相近

E. 要求两组方差不等

A2 型（病例摘要型最佳选择题）

（11）为调查我国城市女婴出生体重，在北方城市和南方城市分别随机抽取 5 385 和

4 896 个样本。测得北方城市样本均数为 3.08 kg，标准差为 0.53 kg；南方城市样本均数为 3.10 kg，标准差为 0.34 kg。经假设检验，$P = 0.003\ 4 < 0.05$，这意味着_____。

    A. 南方和北方女婴出生体重的差别无统计学意义

    B. 南方和北方女婴出生体重差别很大

    C. 南方女婴比北方女婴出生体重大

    D. 由于 P 值太小，南方和北方女婴出生体重差别无意义

    E. 南方和北方女婴出生体重差别有统计学意义，但尚不能确定是否有实际意义

（12）根据样本资料算得健康成人白细胞计数的 95% 置信区间为 $(7.2 \sim 9.1) \times 10^9\ L^{-1}$，其含义是_____。

    A. 估计总体中有 95% 的观察值在此范围内

    B. 该区间包含总体均数的可能性为 95%

    C. 样本中有 95% 的观察值在此范围内

    D. 该区间包含样本均数的可能性为 95%

    E. 有 95% 的置信度认为该区间包含了总体均数

（13）40 名糖尿病患者随机分到两组，使用两种药物治疗前后的血糖水平的差值列于表 3 - 2 中。适合分析该资料的方法是_____。

表 3 - 2　40 名糖尿病患者使用两种药物治疗前后的血糖水平差值

单位：mg/100 mL

患者编号	A 药物	患者编号	B 药物
A1	5.20	B1	8.10
A2	6.70	B2	7.30
…	…	…	…
A19	3.70	B19	5.70
A20	4.40	B20	2.80

    A. 配对样本资料 t 检验　　　　　B. 两独立样本资料 t 检验

    C. 两独立样本资料的 χ^2 检验　　　D. 随机区组设计的方差分析

    E. 配对样本资料的 χ^2 检验

（14）已知某地正常人某定量指标的总体均值为 $\mu_0 = 5$，今随机测得该地某特殊人群中 30 人该指标的数值。若用 t 检验推断该特殊人群指标的总体均值 μ 与 μ_0 之间是否有差异，则自由度为_____。

    A. 5　　　　B. 28　　　　C. 29　　　　D. 4　　　　E. 30

（15）12 名妇女分别用两种仪器测量肺活量最大呼气率（L/min），欲比较两种方法的检测结果有无差别，优先考虑使用_____。

    A. 单样本资料 t 检验　　　　　　B. 两独立样本资料 t 检验

    C. 配对样本资料 χ^2 检验　　　　D. 配对样本资料 t 检验

    E. 两独立样本资料的 χ^2 检验

3.3.2 判断题

(1) 增加样本含量可以减少抽样误差，所以样本含量越大越好。( )

(2) 区间估计用于推断总体参数所在范围，并不能得到具体 P 值。( )

(3) 对于同一个样本资料来说，总体均数的置信区间宽度通常会小于医学参考值范围的宽度。( )

(4) 样本含量越大，置信区间范围越大。( )

(5) t 分布的自由度越大，相同概率的 t 界值的绝对值越大。( )

3.3.3 简答题

(1) 标准差和标准误有什么不同?

(2) 假设检验的基本步骤、基本思想是什么?

(3) 假设检验中，α 与 P 有什么区别?

(4) t 检验有几种? 分别适用于何种情况?

(5) 两类错误分别是什么? 假设检验中为什么要考虑两类错误?

3.3.4 计算分析题

(1) 某地抽样调查 625 名正常成年男性，得到红细胞计数的均数为 $4.8 \times 10^{12} \text{ L}^{-1}$，方差为 $0.25 \times 10^{24} \text{ L}^{-1}$。请以此例说明置信区间和参考值范围有什么不同?

(2) 用同一种降压药，分别治疗两组高血压患者，服用 4 周后比较两组患者收缩压的下降值见表 3-3。如何比较两组高血压患者疗效的差别? 试以此例说明假设检验的基本步骤、基本思想是什么。

表 3-3 同种药物治疗后两组患者收缩压的下降值

单位: mmHg

A 组	-2	12	18	8	4	16	12	8	14	18	2	6	10	18
B 组	4	2	8	8	6	4	6	8	6	4	8	8	10	8

(3) 比较降血压药 A 和 B 的疗效，将受试者随机分成两组，每组 30 人，分别记录受试者的年龄和性别，并测定治疗前后的舒张压，得数据如表 3-4。试讨论，对这样的资料应作哪些方面的分析? 用什么分析方法? 列出步骤 (不用计算出结果)。

表 3-4 降血压药 A 和 B 治疗前后的舒张压

单位: mmHg

A 药治疗效果				B 药治疗效果			
患者号	1	2	⋯ 30	患者号	1	2	⋯ 30
治疗前	110	105	100	治疗前	100	103	115
治疗后	100	102	95	治疗后	95	97	98

3.4 SPSS 应用

Compare Means 包括平均数分析（Means）、单样本 t 检验（One-Sample T Test）、两独立样本 t 检验（Independent-Samples T Test）、两独立样本汇总 t 检验（Summary Indepenolent-Samples T Test），配对样本 t 检验（Paired-Samples T Test）、单因素方差分析（One-Way ANOVA）六个过程（图 3-1）。

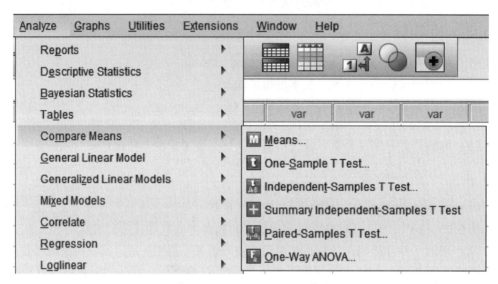

图 3-1　Compare Means 菜单

3.4.1　均数的抽样分布与抽样误差

例 3-1　2011 年在某地区的一次普查得到，该地区学龄前儿童（人群）的 *BMI* 的平均数（μ）为 16.59 kg/m²，标准差（σ）为 4.66 kg/m²，普查资料表明：学龄前儿童的 BMI 近似服从正态分布。现从该总体 N（16.59，4.66²）kg/m² 中独立地进行重复随机抽样，抽取样本量 $n=10$ 的 100 个样本，可得 100 个样本均数，其频数分布见表 3-5。

表 3-5　100 个样本均数的频率分布

组段/(kg·m⁻²)	12～	13～	14～	15～	16～	17～	18～	19～	20～21
频数	3	4	9	25	28	20	8	2	1

（1）调用数据文件，数据库包括 3 个变量：分组变量（组段）、组中值及频数。

（2）选择 Data → Weight Cases ，弹出对话框，如图 3-2 所示。

选择 Weight Cases by ，将频数选入 Frequency Variable 窗口，单击 OK 。

（3）单击 Analyze → Descriptive Statistics → Descriptives ，弹出对话框，如图 3-3

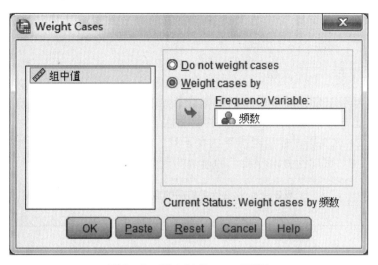

图 3 - 2 Weight Cases 对话框

所示。

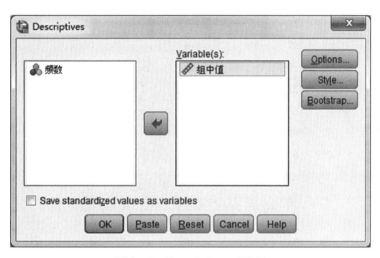

图 3 - 3 Descriptives 对话框

将组中值选入 Variable（s）窗。

（4）单击 $\boxed{\text{OK}}$ ，得到主要运行结果（图 3 - 4）。

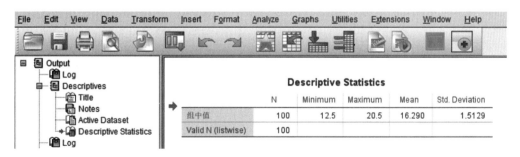

Descriptive Statistics

	N	Minimum	Maximum	Mean	Std. Deviation
组中值	100	12.5	20.5	16.290	1.5129
Valid N (listwise)	100				

图 3 - 4 例 3 - 1 的统计结果

（5）结果分析：统计描述结果按各组中值的频数加权，计算出 *BMI* 的均值和标准差。

3.4.2 配对样本 *t* 检验

该检验主要用于配对设计资料的均数比较。如为小样本，则要求差值服从正态分布；如不满足此条件，则应用非参数的检验方法（nonparametric tests）。

例 3-2 24 名高脂血症患者接受饮食治疗，测量治疗前后的血清胆固醇水平变化情况，见表 3-6。试问饮食治疗前后的血清胆固醇水平有无变化？

表 3-6　饮食治疗前后的血清胆固醇水平

单位：mg/dL

受试者	试验前	试验后	差值（*d*）	d^2
1	197	169	28	784
2	169	182	− 13	169
3	158	127	31	961
4	151	149	2	4
5	197	178	19	61
6	180	161	19	61
7	222	187	35	1 225
8	168	145	23	529
9	168	176	− 8	64
10	167	154	13	169
11	161	153	8	64
12	178	137	41	1 681
13	137	125	12	144
14	195	146	49	2 401
15	145	155	− 10	100
16	205	178	27	729
17	159	146	13	169
18	244	208	36	1 296
19	166	147	19	361
20	250	202	48	2 304
21	236	215	21	441
22	192	184	8	64
23	224	208	16	256
24	238	206	32	1 024
合计	—	—	469	15 661

本例的问题可归结为做这样一个假设检验：$H_0: \mu_d = 0$；$H_1: \mu_d \neq 0$。

（1）调用数据文件（图3-5），其中变量 x_1 为试验前血清胆固醇水平，变量 x_2 为试验后血清胆固醇水平。

	$x1$	$x2$
1	197	169
2	169	182
3	158	127
4	151	149
5	197	178
6	180	161
7	222	187
8	168	145
9	168	176
10	167	154
11	161	153
12	178	137

图3-5 例3-2的部分数据

（2）选择 Analyze → Compare Means → Paired-Sample T Test，弹出对话框，如图3-6所示。

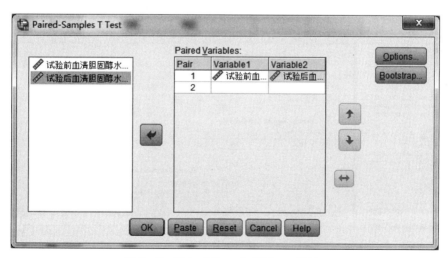

图3-6 Paired-Sample T Test 对话框

将试验前血清胆固醇水平（x_1）和试验后血清胆固醇水平（x_2）选入 Paired Variables 框中的 Pair 1。如有多个配对变量，可同时选入 Paired Variables 框。

（3）单击 Options...，弹出对话框，如图3-7所示。

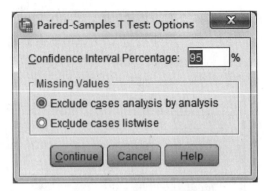

图 3 - 7 Options 对话框

估计的置信区间默认为 95% 。用户可以输入 1 ~ 99 之间的数值以得到不同的可信区间。

缺失值（Missing Values）的处理方法有两种，默认为 Exclude cases analysis by analysis。

Exclude cases analysis by analysis：如果分析变量存在缺失值，此观察单位将被剔除，然后基于剔除后的样本进行分析。

Exclude case listwise：如果任何变量有缺失值，此观察单位将被剔除，然后基于剔除后的样本进行分析。

（4）单击 Continue → OK ，得到主要的运行结果。

（5）结果（图 3 - 8）与解释。

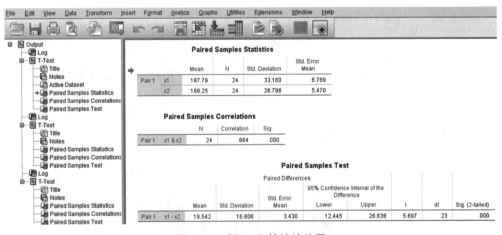

图 3 - 8 例 3 - 2 的统计结果

x_1 和 x_2 差值的均数为 19.5 mg/dL，标准差为 16.8 mg/dL，标准误为 3.4 mg/dL。

配对样本资料 t 检验，$t = 5.697$，$P < 0.001$，可认为饮食治疗前后的血清胆固醇水平有变化。

差值（$x_1 - x_2$）的 95% 的总体均数置信区间为 12.4 ~ 26.6 mg/dL，不包括 0，且下限大于 0，可以认为试验前血清胆固醇水平高于试验后血清胆固醇水平。

3.4.3　两独立样本 *t* 检验

该检验主要用于两独立样本均数的假设检验。如为两个小样本的比较，则要求样本来自正态分布，两样本的总体方差相等；如不满足此条件，则应用非参数的检验方法。

例 3 - 3　某医师采用两种方式治疗儿童哮喘，把 24 名支气管哮喘的儿童随机分为 2 组，分别接受甲、乙两种治疗方式，测量儿童的呼气流量峰值（peak expiratory flow，PEF），结果见表 3 - 7，试比较两种方法治疗后儿童的呼气流量峰值是否不同。

表 3 - 7　24 名哮喘儿童两种疗法治疗后的呼气流量峰值

单位：L/min

甲治疗组	乙治疗组
310	370
310	310
370	380
410	290
250	260
380	90
330	385
270	400
260	410
300	320
390	340
210	220

本例题的问题可归结为做这样一个假设检验：$H_0: \mu_1 = \mu_2$；$H_1: \mu_1 \neq \mu_2$

（1）调用数据文件（图 3 - 9），数据格式为分组变量（group）（甲治疗组 = 1，乙治疗组 = 2）和测量变量呼气流量峰值（PEF）。

group	PEF
1	310
1	310
1	370
1	410
1	250
1	380
1	330
1	270
1	260

图 3 - 9　例 3 - 3 的部分数据

（2）选择 $\boxed{\text{Analyze}}$ → $\boxed{\text{Compare Means}}$ → $\boxed{\text{Independent-Samples T Test}}$，弹出对话框，如图 3-10 所示。

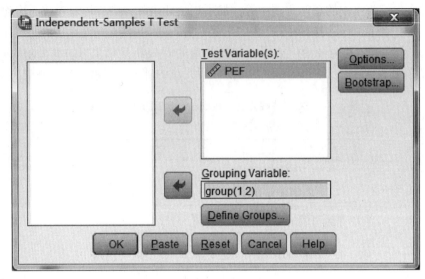

图 3-10　Independent-Samples T Test 对话框

将测量变量 PEF 选入 Test Variable（s）窗口 [Test Variable（s）窗口支持同时选入多个测量变量]。将分组变量 group 选入 $\boxed{\text{Grouping Variable}}$ 窗口，单击 $\boxed{\text{Define Groups…}}$，弹出对话框，如图 3-11 所示，并且定义两个组的代表值。本例中，1 代表甲治疗组，2 代表乙治疗组。

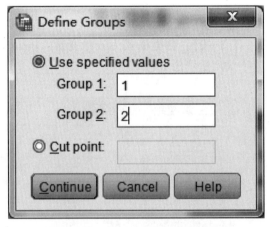

图 3-11　Define Groups 对话框

（3）单击 $\boxed{\text{Options…}}$，弹出对话框，如图 3-12 所示。

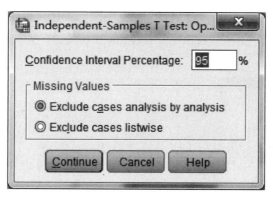

图 3-12 Options 对话框

估计的置信区间默认为 95%。用户可以输入 1~99 之间的数值以得到不同的可信区间。

缺失值 Missing Values 的处理方法有两种，默认为 Exclude cases analysis by analysis。

Exclude cases analysis by analysis：如果分析变量存在缺失值，此观察单位将被剔除，然后基于剔除后的样本进行分析。

Exclude case listwise：如果任何变量有缺失值，此观察单位将被剔除，然后基于剔除后的样本进行分析。

（4）单击 Continue → OK，得到主要的运行结果。

（5）结果（图 3-13）与解释。

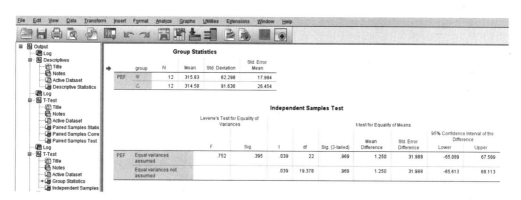

图 3-13 例 3-3 的统计结果

两组的均数分别为 315.8 L/min 与 314.6 L/min，标准差分别为 62.3 L/min 与 91.6 L/min，标准误分别为 18.0 L/min 与 26.5 L/min。

Levene's 方差齐性检验，$F=0.752$，$P=0.395$，可认为两组方差齐。选用方差齐时的 t 值（equal variances assumed）。

两独立样本 t 检验，$t=0.039$，$P=0.969>0.05$。尚不能认为两种方法治疗后儿童的呼气流量峰值是不同的。

两均数之差为 1.3 L/min，标准误为 32.0 L/min。均数差值的 95% 置信区间为

−65.1～67.6 L/min，包括 0，也说明尚不能认为两样本均数的差别有统计学意义。

如方差不齐，应选用 t' 值（equal variances not assumed）来判断结果。

3.5 习题参考答案

【选择题】

(1) B　(2) D　(3) C　(4) A　(5) C　(6) A　(7) B　(8) E

(9) D　(10) B　(11) E　(12) E　(13) B　(14) C　(15) D

【判断题】

(1) 错　(2) 对　(3) 对　(4) 错　(5) 错

【简答题】

(1) 标准差是属于统计描述的指标，用于计算变异程度的大小，结合均数可以计算参考值范围。标准误是属于统计推断的指标，用于计算抽样误差的大小，结合样本均数可以计算置信区间。

(2) 假设检验采用了小概率反证法思想。一般步骤是：①提出检验假设 H_0 和 H_1，确定单双侧检验与检验水准 α。②计算检验统计量。③确定概率 P 值。④判断结果，得出结论。

(3) α 为检验水准，是预先规定的拒绝域的概率值。P 为假设 H_0 成立时，算得统计量当前值以及更极端的、更不利于零假设的值的概率。前者是事前人为设定的，后者是假设 H_0 成立时根据当前统计量计算出来的。

(4) 一般分为三种：

单样本资料 t 检验：即将一个样本均数与已知的总体均数做比较，判断该样本是否来自某已知总体，或该样本均数所代表的总体均数与已知的总体均数是否相等。

配对样本资料 t 检验：适用于配对设计定量资料比较的统计推断，例如治疗前后的比较，或配成对子的实验动物之间的比较。

两独立样本资料 t 检验：适用于两组完全随机设计定量资料的统计推断，检验两个样本所代表的两个总体均数是否相等。

此外，还有相关系数、回归系数的 t 检验。

(5) 如果 H_0 正确，检验结果却拒绝 H_0，而接受 H_1，则犯 I 型错误，记为 α；如果 H_0 错误，检验结果却不拒绝 H_0，未能接受 H_1，则犯 II 型错误，记为 β。

一般情况下，α 越大，β 越小；α 越小，β 越大。如果要同时减少两类错误，则需增大样本含量。因为假设检验的结论都有犯错误的可能性，所以，研究者在下假设检验有无统计学意义的结论时，都要考虑到这两类错误。

【计算分析题】

(1) 要点：

含义：

置信区间：按预先给定的概率，确定的未知参数的可能范围。实际上一次抽样算得的置信区间要么包含了总体均数，要么不包含。但可以说当 $\alpha = 0.05$ 时，95% 的置信区间包含总体均数的置信度为 95%，接受 H_0 犯错误的可能性为 5%。为总体均数的可能范围。

参考值范围：正常人的解剖、生理、生化某项指标的波动范围。为个体值的波动范围。

用途：

置信区间：总体均数的区间估计。

参考值范围：绝大多数（如 95%）观察对象某项指标的分布范围。

计算：

本题中置信区间计算公式为：$\bar{X} \pm t_{\alpha/2} S_{\bar{X}}$

本题中参考值范围计算公式为：$\bar{X} \pm Z_{\alpha/2} S$。

（2）要点：

假设检验的基本步骤：

建立检验假设：零假设 H_0：$\mu_1 = \mu_2$；备择假设 H_1：$\mu_1 \neq \mu_2$；$\alpha = 0.05$。

计算统计量：假设 A、B 两组的方差齐性，且服从正态分布，计算 t 统计量。

$$t = \frac{\bar{X}_1 - \bar{X}_2}{\sqrt{S_C^2 \left(\frac{1}{n_1} + \frac{1}{n_2} \right)}} = 3.14$$

确定 P 值，判断结果：查阅 t 分布表，本例 $t = 3.14$，$P < 0.05$，拒绝 H_0，接受 H_1，可以认为两组的疗效不同。

假设检验的基本思想：假设 H_0 成立的情况下，计算 t 值，进而根据 t 值推测 P 值。如果根据现有数据计算出来的概率 P 很小（小于设定的小概率 0.05），零假设成立时，不太可能出现当前的情况，则拒绝零假设；如果 P 值不很小（不小于小概率 0.05），零假设成立时，可能出现当前的情况，则不拒绝零假设。

（3）要点：①计算差值的均数与标准差。②A 药与 B 药分别做配对 t 检验。③两组差值做两组独立样本资料 t 检验。

（赖颖斯　赵婷婷　胡伟华）

第 4 章 方差分析

目的要求

（1）掌握方差分析的基本思想，完全随机设计的方差分析步骤。
（2）掌握随机区组设计的方差分析方法。
（3）熟悉多个样本均数间两两比较的 q 检验。
（4）了解方差分析的前提条件。

4.2 **重点难点**

4.2.1 方差分析的基本思想

首先，将总变异分解为组间变异和组内变异；然后，比较组间平均变异（组间均方）和组内平均变异（组内均方），比较时采用两者的比值 F 值，若 F 值大于某个临界值，可认为处理组间的效应不同，若 F 值小于某个临界值，可认为处理组间效应相同。

4.2.2 完全随机设计的方差分析步骤

（1）建立检验假设，设定检验水准：
H_0：$\mu_1 = \mu_2 = \cdots = \mu_k$；
H_1：μ_1，μ_2，$\cdots$，μ_k 不全相等；
$\alpha = 0.05$。
（2）列出方差分析表（表 4-1），计算检验统计量 F 值。

表 4-1 完全随机设计方差分析表

变异来源	离均差平方和（SS）	自由度（v）	均方（MS）	F 值
总变异	$SS_{总}$	$v_{总}$		
组间变异	$SS_{组间}$	$v_{组间}$	$MS_{组间}$	F
组内变异	$SS_{组内}$	$v_{组内}$	$MS_{组内}$	

（3）确定 P 值，判断结果。查 F 界值表，若 F 值大于等于相应临界值，则 P 值小于等于检验水准，拒绝 H_0，提示处理组间效应不全相同；若 F 值小于相应临界值，则 P 值大于检验水准，不拒绝 H_0。P 值亦可通过统计软件计算得到。

4.2.3 完全随机设计方差分析及随机区组设计方差分析的误差分解方法

（1）完全随机设计的方差分析见表 4-2。

表 4-2　完全随机设计方差分析

变异来源	离均差平方和（SS）	自由度（v）	均方（MS）	F 值
总变异	$SS_{总} = \sum_i \sum_j (x_{ij} - \bar{x})^2$	$v_{总} = n - 1$		
组间变异	$SS_{组间} = \sum_i \sum_j (x_i - \bar{x})^2$	$v_{组间} = k - 1$	$MS_{组间} = \dfrac{SS_{组间}}{v_{组间}}$	$F = \dfrac{MS_{组间}}{MS_{组内}}$
组内变异	$SS_{组内} = \sum_i \sum_j (x_{ij} - \bar{x_i})^2$	$v_{组内} = n - k$	$MS_{组内} = \dfrac{SS_{组内}}{v_{组内}}$	

总变异可分解为组间变异和组内变异，即 $SS_{总} = SS_{组间} + SS_{组内}$，自由度亦可做相应分解，即 $v_{总} = v_{组间} + v_{组内}$。

（2）随机区组设计资料的方差分析见表 4-3。

表 4-3　随机区组设计方差分析

变异来源	离均差平方和（SS）	自由度（v）	均方（MS）	F 值
总变异	$SS_{总} = \sum_i \sum_j (x_{ij} - \bar{x})^2$	$v_{总} = n - 1$		
处理组	$SS_{处理} = \sum_i n_i (\bar{x_i} - \bar{x})^2$	$v_{处理} = k - 1$	$MS_{处理} = \dfrac{SS_{处理}}{v_{处理}}$	$F_{处理} = \dfrac{MS_{处理}}{MS_{误差}}$
区组	$SS_{区组} = \sum_j n_j (\bar{x_j} - \bar{x})^2$	$v_{区组} = b - 1$	$MS_{区组} = \dfrac{SS_{区组}}{v_{区组}}$	$F_{区组} = \dfrac{MS_{区组}}{MS_{误差}}$
误差	$SS_{误差} = SS_{总} - SS_{处理} - SS_{区组}$	$v_{误差} = (k-1)(b-1)$	$MS_{误差} = \dfrac{SS_{误差}}{v_{误差}}$	

总变异可分解为处理组间的变异、区组间的变异和误差三部分，即 $SS_{总} = SS_{处理} + SS_{区组} + SS_{误差}$，自由度亦可做相应分解，即 $v_{总} = v_{处理} + v_{区组} + v_{误差}$。

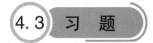 习　题

4.3.1　选择题

A1 型（单句型最佳选择题）

（1）当组数等于 2 时，对于同一资料，方差分析结果与 t 检验的结果_____。

A. 完全等价且 $F = t$　　　　　　　B. 方差分析结果更准确

C. t 检验结果更准确　　　　　　　D. 完全等价且 $t = \sqrt{F}$

E. 两方法间没有必然联系

（2）方差分析中_____。

A. F 值一定大于 1　　　　B. F 值不可能为 0　　　　C. F 值可能是负数

D. F 值不可能是负数　　　E. F 值等于 1

（3）多组总体均数的两两比较，可采用_____。

A. 两独立样本资料 t 检验　　　B. χ^2 检验　　　　C. Wilcoxon 秩和检验

D. F 检验　　　　　　　　　　E. SNK 检验

（4）下列情形最适宜用随机区组设计的是_____。

A. 区组内个体的差异小，区组间个体差异大

B. 区组内个体的差异小，区组间个体差异也要小

C. 区组内个体没有差异，区组间个体差异大

D. 区组内个体差异大，区组间个体差异小

E. 区组内个体没有差异，区组间差异小

（5）在多个样本均数比较的方差分析中，得到 $P > 0.05$ 的结果时结论是_____。

A. 证明各总体均数都不相等　　　　B. 证明各总体均数不全相等

C. 可认为各总体均数不全相等　　　D. 可认为各总体均数相等

E. 尚不能认为各总体均数不等

（6）下列不属于方差分析的前提条件的是_____。

A. 样本来自正态分布的总体　　　　B. 观察个体间相互独立

C. 数据为等级资料　　　　　　　　D. 各样本总体方差齐性

E. 随机样本

（7）下列关于随机区组设计的说法，错误的是_____。

A. 配对设计可看作是随机区组设计的简单形式

B. 区组内的个体数不一定等于处理组个数

C. 主要目的是控制重要的非处理因素的影响，提高检验效能

D. 也称为配伍组设计

E. 每个区组内的个体随机分配到不同的处理组中

（8）欲比较 4 组样本总体均数是否相同，直接用两独立样本资料 t 检验做各组间两两比较，$\alpha = 0.05$ 检验水准下，犯第一类错误的累计概率为_____。

A. 0. 265　　　B. 0. 050　　　C. 0. 125　　　D. 0. 335　　　E. 0. 500

（9）方差分析时，如果检验统计量 F 值接近 1，说明_____。

A. 组间变异主要来源于随机误差　　　B. 对应的 P 值小于 0. 05

C. 应接受备择假设　　　　　　　　　D. 对应的各组总体均数一定相等

E. 总变异很小

（10）完全随机设计资料的方差分析中，若 $SS_{组内} > SS_{组间}$，一定有_____。

A. $MS_{组间} > MS_{组内}$　　　B. $MS_{组间} < MS_{组内}$　　　C. $MS_{组间} = MS_{组内}$

D. $SS_{总} > SS_{组内}$　　　E. 不能作出以上结论

A2 型（病例摘要型最佳选择题）

（11）将 120 名高血压患者随机等分成三组后分别用 A、B 和 C 方法治疗，以服药前后血压的差值评估疗效，欲比较三种方法的效果是否相同，首选_____。

A. 三组差值均数比较的 t 检验

B. 三组差值均数比较的方差分析

C. 三组方差比较的方差分析

D. 随机区组设计资料的方差分析

E. 服药前后比较的配对 t 检验

（12）某研究者探讨某药对人类免疫缺陷病毒（HIV）感染者的病毒抑制作用，将 60 名 HIV 感染者随机分成两组，一组接受该药治疗，另一组接受标准治疗，对每个 HIV 感染者记录治疗前和治疗后的病毒载量（IU/mL），欲比较两种干预方法的效果，以下说法中正确的是_____。

A. 研究为配对设计，应对两组治疗后结果进行比较

B. 研究为配对设计，应对两组治疗前后差值进行比较

C. 研究为完全随机设计，应对两组治疗前后差值进行比较

D. 研究为完全随机设计，应对两组治疗后结果进行比较

E. 研究为随机区组设计，应对两组治疗后结果进行比较

（13）某研究资料的方差分析见表 4 - 4，根据表中所列数据，区组所对应的 F 统计量应为_____。

表 4 - 4　某研究资料的方差分析

变异来源	SS	df	MS	F	P
总变异	19. 038 5	29			
处理组	13. 701 8	2	6. 850 9	32. 64	< 0. 01
区组	1. 557 7	9	0. 173 1	?	> 0. 05
误差	3. 779 0	18	0. 209 9		

A. 39. 58　　　B. 0. 82　　　C. 0. 41　　　D. 3. 63　　　E. 5. 04

（14）12 名男性乙肝患者，按照病情和年龄相近程度分为 4 个区组，每组 3 人，再将每一区组的 3 人随机分配入 3 个治疗组，测得每名患者治疗后的谷氨酸丙酮酸转移酶

（GPT）下降量。已知病情和年龄对治疗效果产生影响，欲比较三种治疗方案降低乙肝患者 GPT 的效果，首选＿＿＿＿＿＿＿。

    A. 成组 t 检验　　　　　B. 配对 t 检验　　　C. 完全随机设计方差分析

    D. 随机区组设计方差分析　　　　E. 完全随机设计秩和检验

（15）某职业病防治院测定了 20 名硅肺病患者、15 名煤工尘肺病患者和 23 名非患者的用力肺活量，求得其均数分别为 1.79 L，2.08 L 和 3.01 L。欲对数据进行完全随机设计资料的方差分析（假设满足方差分析的前提条件），则总自由度、组间自由度和组内自由度分别是＿＿＿＿＿＿＿。

    A. 55，2，53　　　　　　B. 58，2，56　　　　　　C. 57，55，3

    D. 57，3，54　　　　　　E. 57，2，55

4.3.2　判断题

（1）方差分析的目的是分析各组总体方差是否相同。（　　）

（2）方差分析的均方仅仅表示抽样误差大小。（　　）

（3）各组总体均数比较时，若资料呈明显偏态分布，可考虑做数据变换，判断满足方差分析的前提条件后，做方差分析。（　　）

（4）完全随机设计资料的方差分析中，组内误差反映了样本数据与其组平均值的差异。（　　）

（5）多组总体均数比较的假设检验，经方差分析拒绝 H_0，需要进一步采用两两比较的方法确定哪些组均数不等。（　　）

4.3.3　简答题

（1）方差分析的零假设（H_0）是什么？

（2）方差分析中，各离均差平方和之间有何联系？各自由度之间又有何联系？

（3）完全随机设计、随机区组设计的方差分析的离均差平方和与自由度分别如何分解？

（4）比较两组均数差别的假设检验能否用方差分析？

（5）方差分析中，组间变异是来源于哪些方面的变异？

4.3.4　计算分析题

（1）某研究者为比较三种饮食对小白鼠体重的影响，先将 18 只小白鼠随机分成三组，各组小白鼠接受三种饮食之一，以 2 周后体重增加值为指标，试验结果见表 4 - 5。如何进行假设检验？其基本思想是怎样的？

表4-5 不同饮食下小白鼠体重增加值

单位: g

序号	饮食 A	饮食 B	饮食 C
1	18	26	16
2	13	21	13
3	12	27	11
4	19	23	11
5	15	27	16
6	16	23	15
$\overline{X} \pm S$	15.50 ± 2.74	24.50 ± 2.51	17.89 ± 2.34

（2）上题的方差分析见表4-6，完成该表，并解释结果。

表4-6 方差分析（3组）

变异来源	SS	df	MS	F	P
总变异	499.778				
组间	403.444				
组内					

（3）若上题的18只小鼠已按窝别分为6个区组，进行随机区组设计方差分析，请完成表4-7的方差分析，并解释结果。

表4-7 方差分析（6组）

变异来源	SS	df	MS	F	P
总变异	499.778				
处理组	403.444				
区组	39.111				
误差					

4.4 SPSS 应用

4.4.1 单因素方差分析（One-Way ANOVA）

该方法主要用于两个以上的独立样本均数的假设检验。如为两个小样本比较，则要求样本来自正态分布，各样本的总体方差相等，如不满足此条件，则应用非参数的检验方法（nonparametric tests）。

例4-1 为探讨目前临床常用的三种方法治疗突发性耳聋的疗效差异，将54名新发患者随机分为药物组、针灸组和高压氧组三组。药物组每日肌内注射甲钴胺（弥可保），并口服维生素 B 片和银杏叶提取物；针灸组接受针灸、拔罐治疗；高压氧组每天接受一次高压氧治疗。3 周后，测量听力提升情况。数据如表 4 - 8 所示。试问：三种方法对于治疗突发性耳聋的疗效有无差异？

表 4 - 8 三组患者治疗后听力提升情况

单位：dB

	药物组	针灸组	高压氧组	合计
	8. 15	11. 48	16. 29	
	6. 37	22. 64	10. 04	
	9. 3	15. 53	10. 24	
	7. 14	12. 71	13. 96	
	9. 35	15. 06	17. 52	
	7. 71	12. 59	16. 55	
	13. 09	15. 75	23. 52	
	9. 63	17. 53	16. 14	
X_{ij}	10. 97	11. 16	10. 71	
	13. 72	3. 59	12. 64	
	10. 72	10. 39	21. 19	
	10. 08	11. 39	16. 49	
	10. 29	15. 53	16. 07	
	20. 52	13. 53	12. 53	
	9. 16	12. 58	10. 32	
	0. 71	12. 77	20. 74	
	16. 93	16. 23	16. 78	
	13. 96	11. 77	18. 91	
n_i	18. 00	18. 00	18. 00	54. 00 ($n_{总}$)
$\overline{X}_i$	10. 43	13. 46	15. 59	13. 16 ($\overline{X}_{总}$)
S_i	4. 30	3. 84	4. 00	4. 51 ($S_{总}$)

其中，X_{ij} 代表第 i 组第 j 个个体值，n_i 代表第 i 组样本量（例数），$\overline{X}_i$ 代表第 i 组均数，S_i 代表第 i 组标准差，$n_{总}$ 代表总样本量，$n_{总}$ 代表总均数，$S_{总}$ 代表总标准差。

（1）调用数据文件（图 4 - 1），其中 DECIBEL 和 GROUP 分别表示听力提升情况和组别。

	DECIBEL	GROUP
1	8.15	1
2	6.37	1
3	9.30	1
4	7.14	1
5	9.35	1
6	7.71	1
7	13.09	1
8	9.63	1
9	10.97	1
10	13.72	1

图 4 - 1　例 4 - 1 的部分数据

（2）选择 Analyze → Compare Means → One-Way ANOVA...，弹出对话窗，如图 4 - 2 所示。

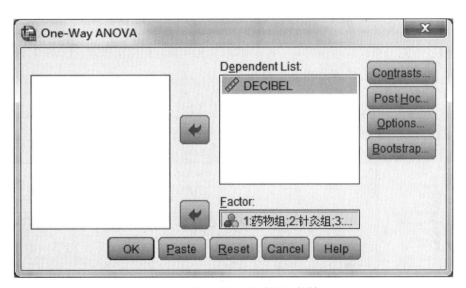

图 4 - 2　One-Way ANOVA 对话框

将 DECIBEL 变量选入 Dependent List 窗口中。定义实验效应变量。将 GROUP 变量选入 Factor 窗口中，定义实验的处理因素变量。

点击 Options... 按钮，在弹出的对话框（图 4 - 3）中选择 Descriptive 和 Homogeneity of variance test。再点击 Continue 按钮，回到上一级窗口。最后点击 OK 按钮，进行方差分析。

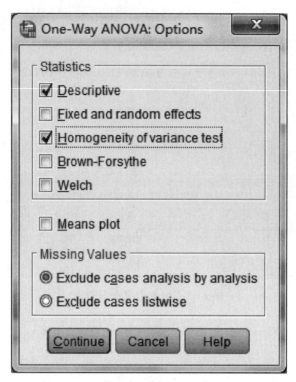

图 4 – 3　One-Way ANOVA：Options 对话框

注意：方差分析的应用条件是：①各样本是相互独立的随机样本；②各样本来自正态总体；③各处理组总体方差相等，即方差齐。

（3）结果（图 4 – 4 至图 4 – 6）与解释。

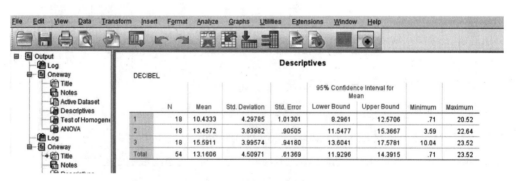

图 4 – 4　描述性结果

图 4 – 4 列出了描述性统计量，包括样本含量（N）、均数（mean）、标准差（Std. Deviation）、标准误（Std. Error）、均数的 95% 可信区间（95% Confidence interval for mean）、最大值（Maximum）、最小值（Minimum）。

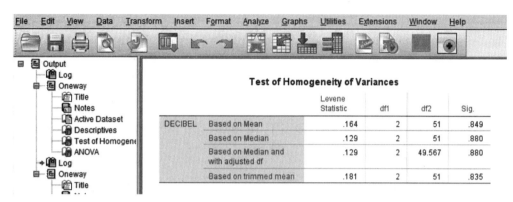

图4-5　方差齐性检验结果

方差齐性检验的结果为 $P = 0.849$，按照 0.05 的检验水准，可以认为各个总体的方差齐。

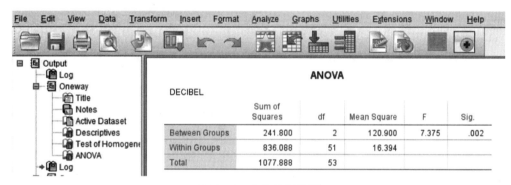

图4-6　方差分析结果

方差分析的结果为 $SS_总 = 1\,077.888$，$SS_{组间} = 241.800$，$SS_{组内} = 836.088$，$F = 7.375$，$P = 0.002$，按照 0.05 的检验水准，拒绝 H_0，可认为三种方法治疗突发性耳聋后听力提升情况（dB）的均数不全相同。即总的来说，三种治疗方法的效果是有差别的，但并不知道是否任意两种方法的疗效都有差别。

为了回答上述问题，需要做多重比较。先点击 Post Hoc… 按钮，在弹出的对话框（图4-7）中选择所要使用的多重比较方法。本例选择 SNK 法，对任意两种治疗方法的疗效进行比较。

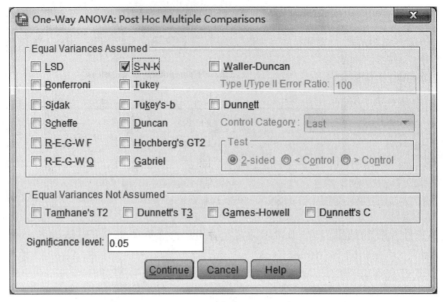

图 4 - 7　One-Way ANOVA：Post Hoc Multiple Comparisons 对话框

三种治疗方法多重比较的结果见图 4 - 8。

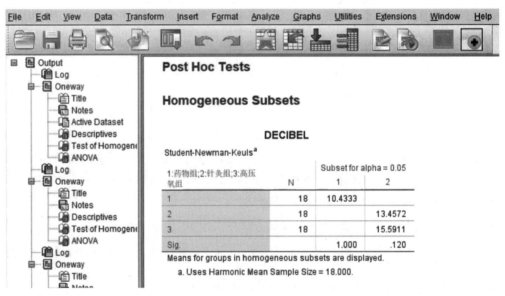

图 4 - 8　多重比较结果

SPSS 中 SNK 法的输出结果读取方式：在同一个子集（subset）下的组别间差异没有统计学意义，不同子集间的组别差异有统计学意义。因此，组 2 与组 3 之间的差别没有统计学意义，但组 1 与组 2、组 1 与组 3 之间的差别有统计学意义，按 0.05 的检验水准，结合样本均数的大小，可以认为高压氧疗法和针灸疗法的疗效比药物疗法好。

4.4.2 双向方差分析（Two-Way ANOVA）

主要用于随机区组设计的方差分析。资料同样需满足方差分析的前提条件，如不满足条件，则应用非参数的检验方法（nonparametric tests）。

例4-2 为探讨目前临床常用的三种疗法治疗突发性耳聋的疗效差异，某省开展了一个大型的多中心临床试验。将某月新发患者30人按年龄段从低到高分为10个区组。每个区组的3个患者随机分到3个处理组：药物组、针灸组和高压氧组。药物组每日肌内注射甲钴胺（弥可保），并口服丹参和银杏叶提取物；针灸组接受针灸、拔罐治疗；高压氧组每天接受1次高压氧治疗。3周后，测量听力提升情况，数据见表4-9。试问：三种方法对于治疗突发性耳聋的疗效有无差异？

表4-9 3组患者治疗后听力提升情况

单位：dB

区组号	药物组	针灸组	高压氧组	合计
1	11.87	15.51	18.25	
2	13.52	24.42	18.81	
3	13.06	7.71	9.79	
4	15.78	15.43	23.66	
5	3.10	4.86	12.25	
6	6.04	18.99	19.07	
7	12.08	17.21	17.02	
8	7.84	17.80	9.66	
9	6.47	15.18	11.73	
10	8.32	6.64	10.22	
n_i	10.00	10.00	10.00	30.00（$n_总$）
$\overline{X}_i$	9.81	14.38	15.05	13.07（$\overline{X}_总$）
S_i	4.03	6.14	4.92	5.46（$S_总$）

注：n_i代表第i处理组样本量（例数），$\overline{X}_i$代表第i处理组均数，S_i代表第i处理组标准差，$n_总$代表总样本量，$\overline{X}_总$代表总均数，$S_总$代表总标准差。

（1）调用数据文件（图4-9），其中BLOCK、METHOD、DECIBEL，分别表示区组、处理组和听力提升情况。

	BLOCK	METHOD	DECIBEL
1	1	1	11.87
2	2	1	13.52
3	3	1	13.06
4	4	1	15.78
5	5	1	3.10
6	6	1	6.04
7	7	1	12.08
8	8	1	7.84
9	9	1	6.47
10	10	1	8.32

图 4 - 9　例 4 - 2 的部分数据

（2）选择 Analyze → General linear Model → Univariate...，弹出对话框，如图 4 - 10 所示。

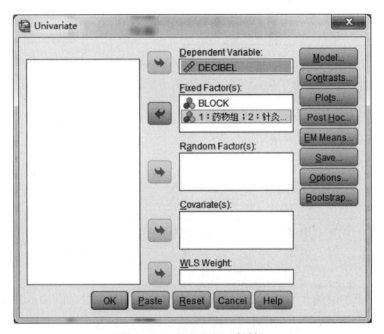

图 4 - 10　Univariate 对话框

将 DECIBEL 变量选入 Dependent List 窗口中。定义实验效应变量。将 METHOD 和 BLOCK 变量选入 Fixed Factor（s）窗口中，定义实验的固定因子。点击 Model，弹出对话框，如图 4 - 11 所示。选择 Specify Model 中的 Build terms，在 Build Term（s）的 Type 中选择 Main effects。将左侧窗口的两个变量 METHOD 和 BLOCK 选入 Model 窗口中，点击 Continue。

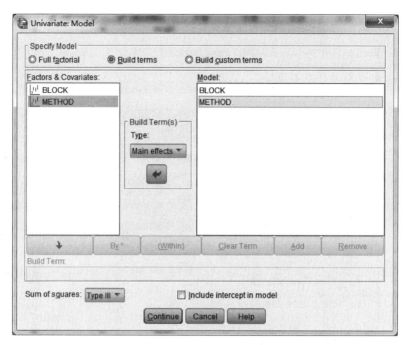

图 4 – 11　Univariate Model 对话框

多重检验的选择：点击 Post Hoc...，弹出对话框，如图 4 – 12 所示。将 METHOD 选入右边的 Post Hoc Tests for 窗口。在下方的 Equal Variances Assumed 栏中勾选 LSD、S-N-K、Bonferroni 选项，点击 Continue。

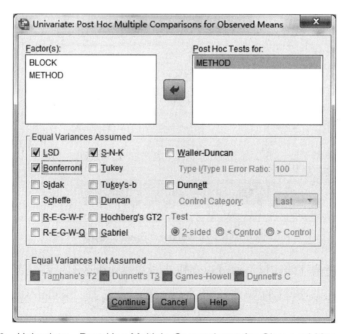

图 4 – 12　Univariate：Post Hoc Multiple Comparisons for Observed Means 对话框

残差的计算：点击 Save... ，弹出对话框，如图 4 – 13 所示。勾选 Predicted Values 栏中的 Unstandardized 和 Residuals 中的 Standardized。点击 Continue ，再点击 OK ，将预测值和标准化残差保存入数据中。

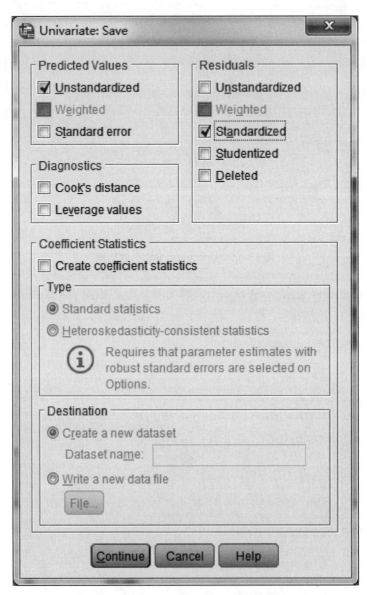

图 4 –13 Univariate：Save 对话框

方差分析前提条件的建议：通过观察残差图判断随机区组资料是否满足各组方差齐同，是否服从正态分布的要求。点击 Graphs ，选择 Scatter/Dot... ，然后选择 Simple Scatter ，弹出对话框，如图 4 –14 所示。

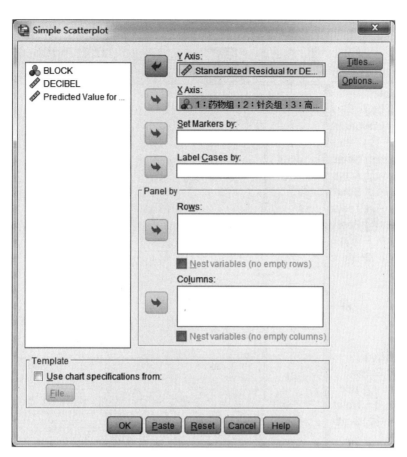

图 4 - 14 Simple Scatterplot 对话框

将 ZRE_1（标准化残差）选入 Y Axis 窗口，将 METHOD 选入 X Axis 窗口，点击 OK，绘制残差图。分别将 METHOD 替换为 BLOCK 和 PRE_1 并重复此步骤，得出残差图结果如图 4 - 15。

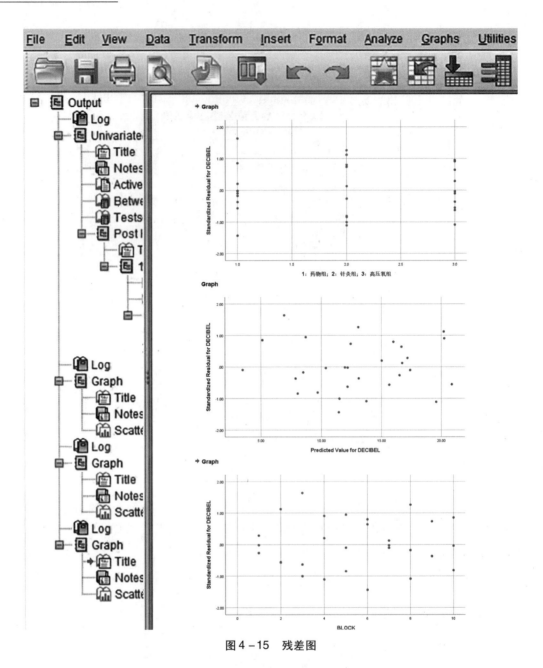

图 4 – 15　残差图

由图 4 – 15 可以看出，散点大致均匀地分布在矩形的范围内，可以认为各组满足方差齐同和正态分布的前提条件。

（3）结果（图 4 – 16 至图 4 – 18）与解释。

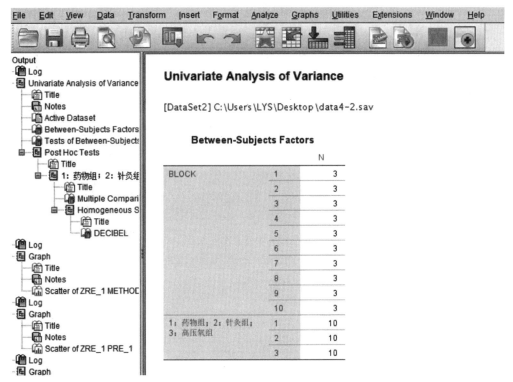

图4-16　主体间因子统计

图4-16是主体间因子统计，即各组个案数汇总。

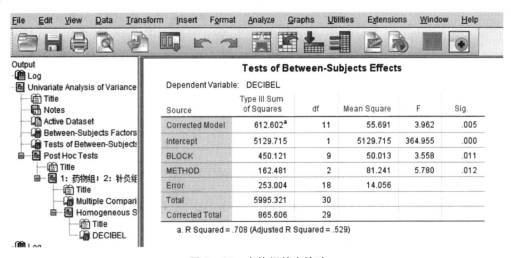

图4-17　主体间效应检验

图4-17是主体间效应检验。区组间效应的 $P = 0.011 < 0.05$，差异有统计学意义，可以认为不同区组间效应不全相同；各疗法间效应的 $P = 0.012 < 0.05$，差异也有统计学意义，可以认为不同疗法间的疗效也不全相同。

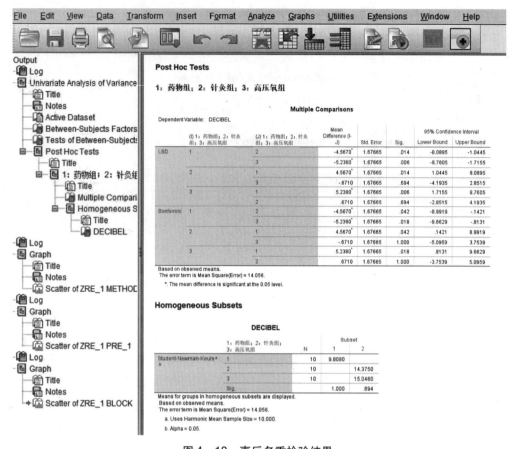

图 4 – 18　事后多重检验结果

图 4 – 18 是事后多重检验的结果，3 种不同的多重检验方法得到的统计学结论一致。按 0.05 的检验水准，组 2 与组 3 之间的差别没有统计学意义，但是组 1 与组 2、组 1 与组 3 之间的差别有统计学意义，结合样本均数的大小，可以认为高压氧疗法和针灸疗法的疗效比药物疗法好。

4.5　习题参考答案

【选择题】

（1）D　（2）D　（3）E　（4）A　（5）E　（6）C　（7）B　（8）A
（9）A　（10）E　（11）B　（12）C　（13）B　（14）D　（15）E

【判断题】

（1）错　（2）错　（3）对　（4）对　（5）对

【简答题】

（1）各总体均数相等。

（2）总的离均差平方和等于各部分离均差平方和之和；总的自由度等于各部分自由度之和。

（3）完全随机设计：$SS_{总} = SS_{组内} + SS_{组间}$

$$v_{总} = v_{组内} + v_{组间}$$

随机区组设计：$SS_{总} = SS_{组内} + SS_{处理组间} + SS_{区组间}$

$$v_{总} = v_{组内} + v_{处理组间} + v_{区组间}$$

（4）可以。方差分析与 t 检验关系：$k=2$ 时，$t = \sqrt{F}$，P 值相等，即两检验等价。

（5）该变异除随机原因的影响外，有可能存在处理因素的作用。

【计算分析题】

（1）要点：完全随机设计。进行多组均数比较的方差分析。方差分析的基本思想：就是根据资料设计的类型及研究目的，可将总变异分解为两个或多个部分，通过比较各部分平均变异与随机误差平均变异，即可了解该因素对测定结果有无影响。

（2）要点：见表 4 - 10。

表 4 - 10 方差分析（1）

变异来源	SS	df	MS	F	P
总变异	499.778	19			
组间	403.444	2	201.722	35.596	< 0.001
组内	96.334	17	5.667		

按 $\alpha = 0.05$ 的水准，拒绝 H_0，接受 H_1，三种饮食喂养后小白鼠体重增加值的差别有统计学意义。可认为三种饮食对小白鼠体重的影响不完全相同。

（3）要点：见表 4 - 11。

表 4 - 11 方差分析（2）

变异来源	SS	df	MS	F	P
总变异	499.778	17			
处理组	403.444	2	201.722	35.252	< 0.001
区组	39.112	5	7.822	1.367	0.314
误差	57.222	10	5.722		

在处理组间，由于 $P < 0.001$，按 $\alpha = 0.05$ 的水准，拒绝 H_0，接受 H_1，三种饮食喂养后小白鼠体重增加值的差别有统计学意义。可认为三种饮食对小白鼠体重的影响不同。

在区组间，由于 $P = 0.314 > 0.05$，按 $\alpha = 0.05$ 的水准，不拒绝 H_0，区组间的差别无统计学意义。尚不能认为不同区组对小白鼠体重的影响不同。

（赖颖斯 文楚纯 曹文锐）

第5章 定性资料的统计描述

5.1 目的要求

（1）掌握常用相对数指标的意义、适用范围与计算。
（2）掌握应用相对数的注意事项。
（3）熟悉率的标准化法的直接法，了解率的标准化法的间接法。
（4）熟悉常用动态数列指标。

5.2 重点难点

5.2.1 常用相对数指标

常用相对数指标见表5-1。

表5-1 常用相对数指标及区别

指标	构成比	率	相对比
概念	某一事物内部各组成部分的比重或分布	某现象发生的频率	两个有关联的指标值之比
计算公式	$\dfrac{某一组成部分的观察单位数}{同一事物各组成部分的观察单位总数} \times 100\%$	$\dfrac{某时期内发生某现象的观察单位数}{同期可以发生该现象的观察单位总数} \times K$	$\dfrac{A}{B}$
有无量纲	无	有	可有可无
取值范围	［0%，100%］	非负数	无限制

5.2.2 应用相对数的注意事项

（1）计算相对数时分母不宜过小。样本例数足够大时计算出的率和构成比才较稳定。

（2）正确区分强度指标和频率指标。临床数据分析中最常见的错误是把频率指标当作强度指标来应用，强度指标的分母为观察总人时。

（3）观察单位数不等的几个率的平均率不等于这几个率的算术平均值。正确做法是各组阳性例数的合计除以各组例数的合计。

（4）对频率或强度指标进行比较时，应注意资料的可比性。除了要比较的因素外，其他的影响因素（混杂因素）在比较的组之间应具有一致的分布，均衡可比。

（5）率的标准化。比较两个样本计算得到的合计率（如所有年龄组合计的死亡率）时，若样本的内部构成（如年龄构成）不同，需要先进行率的标准化。

（6）两样本率比较时应进行假设检验。和均数比较一样，在进行样本率或构成比的比较时，需进行假设检验，才能做出两指标间差异有无统计学意义的结论。

5.2.3 率的标准化法

5.2.3.1 标准化的基本思想与概念

标准化法的基本思想是采用统一的内部构成计算标准化率，以消除内部构成不同对指标的影响，使计算得出的标准化率具有可比性。例如，比较两人群的死亡率、出生率、患病率时，常要考虑人群性别、年龄的构成是否相同；比较试验组和对照组的治愈率时，常要考虑两组病情轻重、年龄、免疫状态等因素的构成是否相同。这种因资料内部构成不同，需采用统一的标准进行校正，然后计算和比较校正后的标准化率的方法称为率的标准化法。

5.2.3.2 标准化率的计算

计算标准化率时，先要选定一个比较的"标准"，如对各年龄组合计的死亡率进行标准化时，可选用全国或全省人口的年龄构成做标准。实际计算中，若前述标准难以获得或者已经陈旧，也可将比较组的合并人口构成或其中任一组的人口构成做标准。原则上，选定的标准人口应有代表性、较稳定、容易获得、便于比较。根据获得的资料和选定的标准不同，标准化法可分为直接法和间接法。

1）直接法。直接法的应用条件为已知各组（如各年龄组）的实际发病率 P_i，用标准人口数或标准人口构成进行计算。公式为：

$$P' = \frac{\sum N_i P_i}{N}$$

式中，N_i 为第 i 组标准人口数，$N = \sum N_i$，P_i 为第 i 组的实际发病率。

2）间接法。间接法的应用条件是已知死亡总数及各组（如各年龄组）人口数，但不知道各年龄组的实际死亡率。其计算公式为：

$$P' = P \frac{r}{\sum N_i P_i}$$

式中，P 为标准组的总死亡率，P_i 为标准组中第 i 组的死亡率，N_i 为被标化组中第 i 组的人口数，r 为实际死亡总数。$r / \sum N_i P_i$ 是被标化组实际死亡数与预期死亡数之比，称为标准化死亡比，简称为 SMR。若 $SMR > 1$，表示被标化人群的死亡率高于标准组；反之，若 $SMR < 1$，表示被标化人群的死亡率低于标准组。

3）率的标准化应注意的问题。

（1）当各比较组内部构成（如年龄、性别、职业、民族等）不同，应对率进行标准化，然后再做比较。

（2）标准化的目的是采用统一的标准，消除混杂因素的影响，使其具有可比性。根据选用的标准不同，所计算的标准化率也不同。标准化率只表明各标化组率的相对水平，而不代表其实际水平。

（3）各年龄组对应的率出现明显交叉，如低年龄组死亡率甲地高于乙地，而高年龄组则甲地低于乙地，此时宜分别比较各年龄组死亡率，而不用标准化进行比较。

（4）如为抽样研究资料，两样本标准化率的比较也应做假设检验。

5.2.4 常用动态数列指标

5.2.4.1 绝对增长量

绝对增长量说明事物在一定时期内增长的绝对数量。包括：①累计增长量，报告期指标与基线期指标之差。②逐年增长量，报告期指标与前一期指标之差。

5.2.4.2 发展速度与增长速度

发展速度与增长速度说明事物在一定时期内发展变化的幅度和速度。包括：①定基比发展速度，以某基线期指标为基数，用其他各报告期指标与之相比，即 $a_n/a_0 \times 100\%$。②环比发展速度，以前一报告期的指标为基数，用相邻的后一报告期指标与之相比，即 $a_{n+1}/a_n \times 100\%$。③定基比增长速度，即定基比发展速度 -100%。④环比增长速度，即环比发展速度 -100%。

5.2.4.3 平均发展速度与平均增长速度

平均发展速度与平均增长速度用于概括事物在某一时期中的平均变化。包括：①平均增长速度，即平均发展速度 -100%。②平均发展速度，计算公式为：

$$平均发展速度 = \sqrt[n]{\frac{a_n}{a_0}}$$

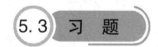

5.3 习 题

5.3.1 选择题

A1 型（单句型最佳选择题）

（1）某地区近 6 年的手足口病发病人数为 $a_0, a_1, \cdots, a_5$，则该地区手足口病发病人数在此期间的平均增长速度是_____。

A. $(a_0 + a_1 + \cdots + a_5)/6$ B. $\sqrt[6]{a_0 \times a_1 \times \cdots \times a_5}$ C. $\sqrt[5]{\dfrac{a_5}{a_0}}$

D. $\sqrt[5]{\dfrac{a_5}{a_0}} - 1$ E. $\sqrt[6]{\dfrac{a_5}{a_0}}$

（2）某医师治疗了 2 例视网膜炎患者，1 例有效，下列说法错误的是_____。

A. 有效率为 50%　　　　　　　　　　　　B. 最好用绝对数表示

C. 必须用率表示时，应同时给出其可信区间　　D. 分母太小，用相对数不可靠

E. 不能得知总体有效率

（3）下列不属于相对比的指标是_____。

A. 相对危险度 *RR*　　　　　　B. 比值比 *OR*　　　　　　C. 病死率

D. 变异系数 *CV*　　　　　　　E. 性别比

（4）对分类资料做分析时，下列说法错误的是_____。

A. 一组资料内各类构成比之和为 100%

B. 比较两组样本构成比的差异，须作假设检验

C. 比较两组样本率的差异，须作假设检验

D. 某病按年龄患病率 30 岁为 39.5‰，60 岁为 20.6‰，可认为 30 岁比 60 岁患病严重

E. 某病按年龄构成 30 岁为 39.5‰，60 岁为 20.6‰，可认为 30 岁比 60 岁患病严重

（5）已知广州市和北京市两地各年龄别的肺癌死亡率及两地总的肺癌粗死亡率，欲比较两地总死亡率的高低，正确的分析方法是_____。

A. 直接比较两地总的肺癌粗死亡率

B. 分别比较各年龄别死亡率

C. 计算标准化率比较

D. 视各年龄组对应的率是否有明显交叉，决定比较方法

E. 对两地总的肺癌粗死亡率作假设检验

（6）标准化率反映了事物发生的_____。

A. 实际水平　　　　　　　B. 相对水平　　　　　　C. 绝对水平

D. 真实状态　　　　　　　E. 所研究总体的水平

（7）标准化率适用于_____。

A. 比较两地各年龄别的死亡率

B. 比较两矿区年轻矿工的患病率

C. 比较两矿区年轻矿工的各死因构成比

D. 欲比较两所医院的总治愈率，但两医院患者的病情严重程度的构成不同

E. 欲比较两所医院的总治愈率，但两医院的医疗水平不相同

（8）对总死亡率进行标准化的目的是_____。

A. 将率变成实际水平　　　　　　B. 消除内部构成的差异，使率具有可比性

C. 使大的率变小，小的率变大　　D. 使率能够在任意两组间对比

E. 标准化率比粗死亡率更接近标准组的总死亡率

F. 标准化率更接近当地实际的冠心病死亡率水平

（9）标准化死亡比 *SMR* 是指_____。

A. 实际死亡数/预期死亡数　　　　B. 预期死亡数/实际死亡数

C. 实际发病数/预期发病数　　　　D. 预期发病数/实际发病数

E. 预期发病数/预期死亡数

（10）某地 2018 年手足口病发病人数占当年丙类传染病发病人数的 50%，该指标为_____。

A. 概率　　　　　　　　B. 构成比　　　　　　　　C. 发病率

D. 相对比　　　　　　　E. 时点患病率

A2 型（病例摘要型最佳选择题）

（11）根据表 5 - 2 资料可知_____。

表 5 - 2　甲乙疗法疗效比较

病情	甲			乙		
	患者数	治愈数	治愈率	患者数	治愈数	治愈率
轻型	40	36	90%	60	54	90%
重型	60	42	70%	40	28	70%
合计	100	78	78%	100	82	82%

A. 乙疗法优于甲疗法　　　B. 甲疗法优于乙疗法　　　C. 两法疗效相同

D. 此资料甲、乙疗法不能比较　　E. 两法标准化治愈率不相等

（12）经调查获知甲乙两地的冠心病粗死亡率均为 $4/10^5$，对年龄构成进行标准化后，甲地标化率为 $4.5/10^5$，乙地为 $3.8/10^5$。由此可知_____。

A. 甲地人群较乙地人群更年轻化　　　　B. 乙地人群较甲地人群更年轻化

C. 甲地的诊断较乙地更准确　　　　　　D. 乙地的诊断较甲地更准确

E. 标准化率更接近当地实际的冠心病死亡率水平

（13）某地人口数：男性 13 697 600 人，女性 13 194 142 人。5 种心血管疾病的死亡人数：男性 16 774 人，女性 23 334 人；其中肺源性心脏病死亡人数：男性 13 952 人，女性 19 369 人。可计算出以下相对数：

$p_1 = 13\ 952/16\ 774 = 83.18\%$

$p_2 = (13\ 952 + 19\ 369)/(16\ 774 + 23\ 334) = 83.08\%$

$p_3 = 13\ 952/13\ 697\ 600 = 101.86/10\ 万$

$p_4 = 16\ 774/13\ 697\ 600 = 122.46/10\ 万$

$p_5 = 23\ 334/13\ 194\ 142 = 176.85/10\ 万$

$p_6 = p_4 + p_5$

$p_7 = (13\ 952 + 19\ 369) / (13\ 697\ 600 + 13\ 194\ 142) = 123.91/10\ 万$

$p_8 = (16\ 774 + 23\ 334) / (13\ 697\ 600 + 13\ 194\ 142) = 149.15/10\ 万$

该地男性居民 5 种心血管疾病的死亡率为_____。

A. p_1　　　B. p_2　　　C. p_3　　　D. p_4　　　E. p_5

（14）根据上题资料，该地居民 5 种心血管疾病的总死亡率为_____。

A. p_4　　　B. p_5　　　C. p_6　　　D. p_7　　　E. p_8

（15）根据上题资料，该地男、女性居民肺源性心脏病的合计死亡率为_____。

A. p_4　　　B. p_5　　　C. p_6　　　D. p_7　　　E. p_8

5.3.2　判断题

（1）已知被标准化组的死亡总数和年龄别人口数，宜采用间接法计算标准化率。（　　）

（2）计算相对数应有足够的观察单位数。（　　）

（3）某地区恶性肿瘤占慢性疾病发病的构成比从 2000 年的 16% 上升至 2010 年的 20%，说明该地区的恶性肿瘤发病率增加。（　　）

（4）某医院上半年消化内科胃溃疡治愈率为 80%，下半年为 85%，则全年治愈率为 82.5%。（　　）

（5）标准化法可以控制混杂因素的影响。（　　）

5.3.3　简答题

（1）常用相对数指标有哪些？说明其含义、计算方法和重要特点。

（2）率的直接标准化和间接标准化法，分别需要已知哪些条件？

（3）应用相对数时的注意事项有哪些？

（4）为什么不能以构成比代替率？

（5）率的标准化需要注意哪些问题？

5.3.4　计算分析题

（1）为了研究某市围生期婴儿死亡的主要因素，收集了围生期婴儿的相关资料：体重、孕周、产次，具体见表 5-3。试比较说明各因素对围产儿在围生期死亡的影响。

表5-3　不同体重、孕周、产次的产儿死亡情况

因素	分组	出生数	死亡数
体重/kg	1～	10 921	1 234
	2.5～	193 261	1 129
	>4	5 373	48
孕周/周	<38	18 178	2 060
	38～	189 937	1 771
	>42	14 013	244
产次	1	133 290	1 940
	2	51 596	739
	3	7 256	259
	4	1 786	82
	≥5	954	69

（2）某医生经过长期的临床资料搜集，发现沙眼在 20～ 岁组的患病率最高，以后随着年龄增大而减少，见表 5-4。请判断该医生的发现是否正确，为什么？

表5-4 某医院门诊沙眼患者年龄构成比

年龄组/岁	0～	10～	20～	30～	40～	50～	60～	70～	合计
沙眼人数	47	198	330	198	128	80	38	8	1 027
构成比	4.6%	19.3%	32.1%	19.3%	12.4%	7.8%	3.7%	0.8%	100.0%

（3）抽样调查某企业 2 839 名职工高血压患病情况，结果见表5-5。

表5-5 男女各年龄组高血压病例分布

年龄组/岁	男			女		
	受检人数	病例数	患病率	男受检人数	病例数	患病率
20～	333	5	1.5%	712	4	0.6%
30～	301	4	1.3%	142	9	6.3%
40～	517	64	12.4%	185	27	14.6%
50～	576	93	16.1%	61	9	14.8%
60～	12	12	100.0%			
合计	1 739	178	10.2%	1 100	49	4.5%

据此得出以下结论：①该单位职工的高血压患病率为8%，患病率随年龄递增，40岁以上患者占全部病例的90.3%，60岁以上职工的患病率为100%。②高血压患病与性别有关，男性的患病率为10.2%，女性的患病率为4.5%，男性明显高于女性。

请问结论是否正确？使用的方法存在哪些问题，应如何处理？

5.4 SPSS 应用

例5-1 请使用相对数对资料进行描述。SPSS 数据见表5-6。

表5-6 某市某病患病情况

编号	职业	患病	编号	职业	患病
1	工人	未患	11	农民	未患
2	农民	未患	12	农民	未患
3	学生	患病	13	知识分子	未患
4	知识分子	患病	14	知识分子	患病
5	知识分子	未患	15	学生	患病
6	学生	未患	16	知识分子	患病
7	农民	患病	17	工人	未患
8	工人	患病	18	工人	未患
9	工人	未患	19	农民	患病
10	工人	未患	20	工人	未患

（1）选择 $\boxed{\text{Analyze}}$ → $\boxed{\text{Descriptive Statistics}}$ → $\boxed{\text{Crosstabs}}$，弹出对话框，如图 5 – 1 所示。

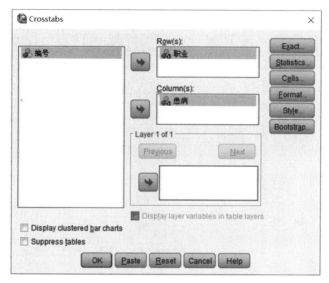

图 5 – 1　Crosstabs 对话框

（2）Row（s）：选择"职业"为行变量；Column（s）：选择"患病"为列变量。

（3）点击右侧的 $\boxed{\text{Cell（s）}}$ 按钮，弹出对话框，如图 5 – 2 所示，选定 Percentages→Row。

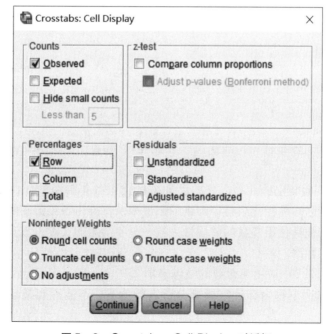

图 5 – 2　Crosstabs：Cell Display 对话框

（4）各职业患病率统计描述结果见图5-3。若想得到各职业构成比的统计描述结果，在步骤（3）中选择 Percentages → Column 即可。

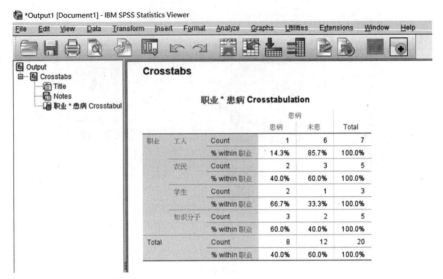

图5-3　各职业患病率结果

5.5　习题参考答案

【选择题】

（1）D　　（2）A　　（3）C　　（4）E　　（5）D　　（6）B　　（7）D　　（8）B
（9）A　　（10）B　　（11）C　　（12）A　　（13）D　　（14）E　　（15）D

【判断题】

（1）对　　（2）对　　（3）错　　（4）错　　（5）对

【简答题】

（1）常用的相对数指标：构成比、率（强度）、相对比。见本章表5-1"常用相对数指标及区别"。

（2）率的直接标准化法计算，需要已知被标化组各年龄组的阳性率及标准组各年龄组的人数，或者已知被标化组各年龄组的阳性率及标准组各年龄别的人口构成。间接标准化法则需已知被标化组各自的总阳性人数、分年龄组的实际人数及标准组的总阳性率、分年龄别的阳性率。

（3）见本章5.2.2"应用相对数的注意事项"。

（4）构成比说明事物内部各组成部分所占的比重，不能说明某现象发生的频率或强度大小。

（5）见本章5.2.3.2"标准化率的计算"的相关内容。

【计算分析题】

（1）要点：该资料属于定性资料，先用死亡率、构成比对该资料进行初步描述。以死亡率而言，正常体重的围生期婴儿死亡率最低，肥胖儿的死亡率居中，低体重儿的死亡率最高，提示预防工作的重点是针对肥胖儿和低体重儿以降低死亡风险对新生儿的威胁；以构成比而言，肥胖儿所占比例最低，正常体重和低体重儿较多，提示在出生后，护理工作的服务对象主要是正常体重和低体重儿。对于另外两个因素，"孕周"和"产次"可以作类似讨论。

（2）要点：表中所列是各年龄组的分布构成，而非各年龄组的患病率。患病率是各年龄组患者数除以相应年龄段的总人数（包括相应年龄的患者和健康者）。表中所列构成比只能提示对沙眼患者进行干预或医疗服务时，干预对象的年龄分布的状况。

（3）要点：①60岁以上个体数过少，不宜计算患病率；②男性和女性的年龄构成不同，不能直接比较患病率，需考虑对年龄进行标准化。由本题给出的条件，可以进行直接标准化。

（杜志成）

第6章 χ^2 检验

6.1 目的要求

（1）掌握 χ^2 检验基本思想。

（2）掌握四格表和配对四格表 χ^2 检验及应用条件。

（3）熟悉 $R \times C$ 列联表 χ^2 检验以及 $R \times C$ 列联表 χ^2 检验的注意事项。

（4）了解二项分布的特征。

6.2 重点难点

6.2.1 χ^2 检验的基本思想

例6-1 某医生用 A、B 两种药物治疗急性下呼吸道感染，A 药治疗 74 例，有效 68 例，B 药治疗 63 例，有效 52 例，结果见表 6-1。试问两种药的有效率有无差别？

表6-1 两种药物治疗急性下呼吸道感染有效率的比较

处理	有效	无效	合计	有效率
A 药	68（64.82）a	6（9.18）b	74（$a+b$）	91.89%
B 药	52（55.18）c	11（7.82）d	63（$c+d$）	82.54%
合计	120（$a+c$）	17（$b+d$）	137（$n=a+b+c+d$）	87.59%

左侧 4 个格子的数据是表中基本数据，其余的数据都是由这 4 个数据推算得来的，这种资料称为四格表（fourfold table）资料。

χ^2 检验的基本思想可通过其基本公式来理解：

$$\chi^2 = \sum \frac{(A-T)^2}{T} \qquad (6-1)$$

式中，A 为实际频数（actual frequency），即每个格子的实际发生数，T 为理论频数（theoretical frequency），是根据无效假设（H_0）推算出来的理论发生数。

按照假设检验的基本思想，统计量之间的差别或是因为来源于同一总体的抽样误差，或是因为不同总体的本质差别。在本例中，首先假设两药的总体有效率相同（即无效假设 H_0），若 H_0 成立，则表中 A 药的有效率91.89 % 和 B 药的有效率82.54%即可看作是在同一总体中的两次随机抽样结果,其差别可解释为抽样误差所致。在"H_0成立"的前提下,一个合理的做法是将两样本联合起来估计二者的合并有效率87.59%(120/137)作为未知总体有效率的近似估计。本例中若H_0成立,则A药治疗74人,理论上应该有74×(120/137)=64.82人有效;B药治疗63人,理论上应该有63×(120/137)=55.18人有效。这里的64.82和55.18为理论频数,因是理论值,故出现了小数形式。理论频数可由下式求得:

$$T_{RC} = \frac{n_R n_C}{n} \tag{6-2}$$

式中,T_{RC}为第R行、第C列格子的理论频数,n_R为第R行的合计数,n_C为第C列的合计数,n为总例数,表6-1的理论频数计算如下:

$$T_{11} = \frac{74 \times 120}{137} = 64.82 \qquad\qquad T_{12} = \frac{74 \times 17}{137} = 9.18$$

$$T_{21} = \frac{63 \times 120}{137} = 55.18 \qquad\qquad T_{22} = \frac{63 \times 17}{137} = 7.82$$

实际的手工计算中,理论频数的计算可以简化。四格表的周边合计是固定的(是观察结果决定的),求出其中1个格子的理论频数后,其余3个可通过行合计数和列合计数相减求出。

$$T_{11} = 64.82 \qquad\qquad\qquad T_{12} = 74 - 64.82 = 9.18$$

$$T_{21} = 120 - 64.82 = 55.18 \qquad\qquad T_{22} = 63 - 55.18 = 7.82$$

从计算过程中我们可以看出四格表资料的自由度$\nu = 1$,在行合计与列合计固定的情况下,1个格子的数值确定之后,其余3个格子的数值也就确定下来。对于一个行×列表自由度计算的通式为:

$$\nu = (行数 - 1) \times (列数 - 1) \tag{6-3}$$

可以证明,H_0成立时,统计量χ^2近似服从自由度为1的分布。χ^2分布是一种连续型随机变量的概率分布,自由度ν是其唯一参数,记为$\chi^2(\nu)$。

从χ^2检验的基本公式可以看出,χ^2值反映的是实际频数与理论频数的吻合程度,H_0成立的情况下,理论频数和实际频数相差不应太大,出现较大χ^2值的概率较小,或者说χ^2值越大,就越有理由拒绝H_0。

χ^2值的大小还受到格子数多少的影响。因每一格计算的$(A - T)^2/T$值均为正数,则格子数越多,χ^2值越大,相应自由度ν也越大。若χ^2值$> \chi^2_{0.05, \nu}$(根据自由度ν和检验水准α查询χ^2界值表得出),可按$\alpha = 0.05$的检验水准拒绝无效假设H_0并接受H_1,否则尚不能作出拒绝H_0的结论。

6.2.2 $R \times C$列联表的χ^2检验

若要比较3个或以上的总体率(或构成比)之间的差异,我们需把四格表数据的χ^2检验推广到$R \times C$列联表($R \times C \geq 6$)的χ^2检验。$R \times C$列联表数据χ^2检验的基本原理和计算步骤与四格表χ^2检验的基本原理和计算步骤类似,区别在于:

（1）理论频数 T_{ij} 的公式可一般地表示为：

$$T_{ij} = \frac{n_{Ri}n_{Cj}}{n} \quad (i=1, 2, \cdots, R; j=1, 2, \cdots, C) \qquad (6-4)$$

式中 n 为总例数，n_{Ri} 为第 i 行的行合计数，n_{Cj} 为第 j 列的列合计数。

（2）可直接使用下式计算 χ^2 统计量：

$$\chi^2 = \sum \frac{(A_{ij} - T_{ij})^2}{T_{ij}} \qquad (6-5)$$

式中，A_{ij} 为每个格子的实际频数，T_{ij} 为每个格子的理论频数。自由度为 $\nu = (R-1) \times (C-1)$，其中 R 为行数，C 为列数。

（3）检验假设和检验结论有所区别。例如，当我们要比较 3 组的总体率的差别时候，对应的检验假设应为 H_0：3 组的总体率相同；H_1：3 组的总体率不全相同。

需要注意的是：对于多个率或者多个概率分布比较的 χ^2 检验，当结论为拒绝 H_0 时，只表示至少有两组的总体率或者概率分布不同，而非任意两组都有差别。若想了解到底哪两组之间存在差别，需做率的多重比较（将 $R \times C$ 列联表分割成若干个四格表进行检验）。率的多重比较与均数的多重比较在逻辑上是一致的。研究者应根据研究目的设置两两比较的方案。需要强调的是，须根据比较的次数修正所得 P 值（Bonferroni 思想），否则会增大犯第一类错误的概率。

注意事项：①$R \times C$ 列联表的 χ^2 检验要求理论频数不宜过小。②由于没有对应的校正公式，若理论频数过小，或有 1/5 以上格子的理论频数小于 5 时，应考虑增加样本量或结合专业知识对理论频数过小的行或列做合并。③若出现一个格子的理论频数小于 1，应采用 Fisher 确切概率法，一般通过软件实现计算。

6.2.3　配对设计的 χ^2 检验

前面介绍的有关四格表数据和 $R \times C$ 列联表数据的 χ^2 检验，适用于完全随机设计的两个或多个率（或构成比）的比较，强调样本的独立性。但实际应用中，研究者还会面临配对或配伍组设计下分类变量的比较问题，此时行、列变量是相互关联的，甚至反映的是一个事物的同一属性。例如：将每个待测样本一分为二，分别采取两种不同方法进行检测，比较两种不同检测方法有无差别，此时行、列变量分别为同一批样本采用不同方法检测的结果；为评价某种处理是否产生作用，测定同一批患者受试前后某项指标的阳性反应，此时行、列变量分别为同一批患者前后两次检测的结果。此时，配对设计的 χ^2 检验尤为适用。这里以配对四格表的 χ^2 检验为例进行介绍。

例 6-2　某医院对 43 名肺癌患者分别采用两种方法进行疾病诊断的检测，结果见表 6-2。现比较两种检测方法的效果是否不同？

表6-2 两种方法检测肺癌效果的比较

甲法	乙法		合计
	+	-	
+	25 (a)	2 (b)	27
-	11 (c)	15 (d)	26
合计	36	17	53

检测结果可分4种情况：（a）甲＋乙＋，（b）甲＋乙－，（c）甲－乙＋和（d）甲－乙－。其中，（a）与（d）为两种检测结果一致；（b）与（c）为两种检测结果不一致，可见在比较两种检测方法有无差异时，只需借助（b）与（c）作出推断即可。

当 $b+c<40$ 时，可使用以下公式：

$$\chi^2 = \frac{(|b-c|-1)^2}{b+c} \tag{6-6}$$

式6-6又称 McNemar 检验，当 $b+c \geqslant 40$，可用公式

$$\chi^2 = \frac{(b-c)^2}{b+c} \tag{6-7}$$

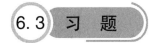

6.3 习 题

6.3.1 选择题

A1 型（单句型最佳选择题）

（1）四格表的周边合计不变时，如果实际频数有变化，则理论频数_____。

A. 增大　　　　　　　　　　　　B. 减小

C. 不变　　　　　　　　　　　　D. 不确定

E. 随各个格子实际频数的变化而变化

（2）对5组样本进行抗体检测（检测结果为阳性/阴性），每组样本量为50。对5组样本的阳性率比较，χ^2检验的自由度为_____。

A. 249　　　　　B. 246　　　　　C. 1　　　　　D. 4　　　　　E. 9

（3）利用 χ^2 检验公式不适合解决的假设检验问题是_____。

A. 比较两种药物的有效率

B. 检验某种疾病与基因多态性的关联

C. 基于有序多分类资料，比较两个试验药物疗效的优劣

D. 药物三种不同剂量显效率有无差别

E. 两组病情"轻、中、重"的概率分布

（4）进行4组样本率比较的 χ^2 检验，如 $\chi^2 > \chi^2_{0.01,3}$，可认为_____。

A. 4组样本率均不相同　　　　　B. 4组总体率均不相同

C. 4组样本率相差较大　　　　　D. 至少有两组样本率不相同

E. 至少有两组总体率不相同

（5）四格表资料的 χ^2 检验应使用校正公式而未使用时，会导致_____。

A. χ^2 增大，P 值减小　　B. χ^2 减小，P 值也减小　　C. χ^2 增大，P 值也增大

D. χ^2 减小，P 值增大　　E. 视数据不同而异

（6）比较两组阳性反应率，在样本量非常小的情况下（如 $n_1 < 10, n_2 < 10$），应采用_____。

A. 四格表 χ^2 检验　　　　　　　　B. 校正四格表 χ^2 检验

C. Fisher 确切概率法　　　　　　　D. 配对 χ^2 检验

E. 校正配对 χ^2 检验

（7）χ^2 值的取值范围为_____。

A. $-\infty < \chi^2 < +\infty$　　　　　B. $\chi^2 \leqslant 1$　　　　　C. $0 \leqslant \chi^2 \leqslant +\infty$

D. $\chi^2 \geqslant 1$　　　　　　　　　E. $-\infty \leqslant \chi^2 \leqslant 0$

（8）对四格表资料作 χ^2 检验时，若有 1 个格子的实际频数为 0，则_____。

A. 不能作 χ^2 检验　　　　　　　　B. 必须用校正 χ^2 检验

C. 不必计算校正 χ^2 统计量　　　　D. 不能决定是否可计算 χ^2 统计量作检验

E. 还不能确定是否需要作校正

（9）从甲乙两文中，查到同类研究设计下，针对同一变量的两个率比较的四格表资料，其 χ^2 检验结果为：甲文 $\chi^2 > \chi^2_{0.01,1}$，乙文 $\chi^2 > \chi^2_{0.05,1}$。可认为_____。

A. 两文结果有矛盾　　　　　　　　B. 两文结果基本一致

C. 甲文结果更为可信　　　　　　　D. 甲文中总体率的差值较大

E. 乙文的样本量需进一步增加

（10）已知 3 个样本率 p_1、p_2 和 p_3，对应的总体率用 π_1、π_2 和 π_3 表示，拟作 3 个样本率比较的 χ^2 检验，则正确的是_____。

A. $H_0: \pi_1 = \pi_2 = \pi_3$；$H_1: \pi_1 \neq \pi_2$，$\pi_2 \neq \pi_3$，$\pi_1 \neq \pi_3$

B. 若 χ^2 值统计量很大，则 P 值很小，说明 π_1、π_2 和 π_3 间差距很大

C. 若拒绝 H_0，可认为 π_1、π_2 和 π_3 两两均不相等

D. 若 χ^2 统计量非常小，则 P 较大，当 $P > \alpha$ 时，不拒绝 H_0，也可能犯错误

E. 此处 χ^2 检验不适用

A2 型（病例摘要型最佳选择题）

（11）用非若洛治疗不同类型关节炎的结果见表 6 – 3。判断该药治疗不同类型关节炎的疗效之间的差别有无显著性意义，应选用的统计分析方法是_____。

表 6 – 3　非若洛治疗不同类型关节炎的结果

组别	有效数	总例数	有效率
类风湿性关节炎	140	165	84.85%
风湿性关节炎	50	77	64.94%
骨性关节炎	18	40	45.00%

A. 等级相关分析   B. Kappa 检验   C. χ^2检验

D. 线性趋势检验   E. t检验

（12）设有 1 000 名受试者，分别接受 ABO 血型系统和 MN 血型系统的检查，根据检查结果，按（O、A、B、AB）和（M、N、MN）的 12 种组合分别计数，得到一个 4×3 列联表。为检查两种血型系统之间是否独立，需要某种检验方法，其自由度应为_____。

A. 998   B. 6   C. 999   D. 11   E. 12

（13）有 97 份血液标本，将每份标本一分为二，分别用血凝试验法和酶联免疫吸附测定（ELISA）对轮状病毒进行诊断，诊断符合情况见表 6-4，欲比较何种诊断方法的诊断符合率较高，应该用下列哪种统计方法_____。

表6-4 两种诊断方法的诊断结果

血凝试验法	ELISA 法		合　计
	符合	不符合	
符　合	74	8	82
不符合	14	1	15
合　计	88	9	97

A. 连续性校正 χ^2检验   B.（不校正）χ^2检验

C. 确切概率法   D. 配对 χ^2检验

E. 拟合优度 χ^2值检验

（14）比较农村和城镇居民对遗体捐赠的态度，随机抽样调查了 50 名农村居民，其中愿意捐赠遗体的有 28 名，调查了 68 名城镇居民，其中愿意捐赠遗体的有 55 名。应选用下列_____公式计算 χ^2值。

A. $(b - c)^2 / (b + c)$ B. $\dfrac{\sum (|A - T| - 0.5)^2}{T}$

C. $(|b - c| - 1)^2 / (b + c)$ D. $(|b - c| - 0.5)^2 / (b + c)$

E. $\dfrac{\sum (A - T)^2}{T}$

（15）用某中草药预防流感，用药组与对照组的流感发病情况见表 6-5。

表6-5 中草药预防流感观察

组别	观察人数	发病人数	发病率
用药组	100	14	14%
对照组	120	30	25%

则构成四格表中 4 个格子内的数字是_____。

A.
100	14
120	30

B.
100	14
120	25

C.
100	86
120	90

D.
14	86
30	90

E.
14	14
30	25

6.3.2 判断题

（1）配对资料四格表 χ^2 检验，$n<40$ 时，才用配对校正检验。（ ）

（2）等级资料平均效应的比较可以用 χ^2 检验。（ ）

（3）$R \times C$ 表 χ^2 检验中，若有 $T<1$ 的情况，可将该组与其他组进行合并后，再计算 χ^2 值。（ ）

（4）$R \times C$ 表 χ^2 检验中，若有 $1<T<5$，应计算校正 χ^2 值。（ ）

（5）四格表的确切概率法要求先列出周边合计不变条件下的各种组合的四格表，所有这些四格表的概率之和即为双侧检验 P 值。（ ）

6.3.3 简答题

（1）χ^2 检验的基本思想是什么？可以用于解决哪些问题？

（2）四格表资料的 χ^2 检验在何种情况下需要进行校正？为什么？

（3）拟合优度 χ^2 检验的基本思想及用途？

（4）2×2 表资料，如何正确使用 χ^2 检验？

（5）简述对 $R \times C$ 表进行 χ^2 检验时的注意事项。

6.3.4 计算分析题

（1）为了对某乡钩虫病的医疗需求进行预算，经调查该乡全乡人口 14 362 人，其中男 7 253 人，女 7 109 人。从中随机抽查男性 200 人，感染钩虫的 40 人，感染率为 20%；随机抽查女性 150 人，感染钩虫的 20 人，感染率为 13.33%，结果见表 6-6。问该乡男女钩虫感染率有无差别？请预算需对多少人进行治疗。

表 6-6 某乡随机抽取的分性别居民钩虫感染情况

性别	感染人数	未感染人数	合计	感染率
男	40	160	200	20.00%
女	20	130	150	13.33%
合计	60	290	350	17.14%

（2）为了比较两种培养基对结核杆菌的培养效果，收集了 50 份结核病患者痰液标本，每份分别接种在甲、乙两种培养基上，观察结核杆菌的生长情况，结果见表 6-7。试比较两种培养基的培养效果。

表6-7 两种结核杆菌培养基的培养效果比较

单位：份

甲培养基	乙培养基		合 计
	阳 性	阴 性	
阳 性	23	12	28
阴 性	7	8	14
合 计	30	20	42

（3）为比较3种方剂治疗胃溃疡的效果，将200名病情类似的患者随机分配到3个治疗组，疗效见表6-8，请分析3个方剂的治疗效果有无差别？

表6-8 3种方剂治疗胃溃疡的效果

单位：人

治疗方法	治疗效果		合计
	有效	无效	
甲方剂	42	18	60
乙方剂	38	27	65
丙方剂	56	19	75
合计	136	64	200

（4）配对比较两种方法治疗扁平足的疗效，100名患者的疗效记录见表6-9，问两种方法的概率分布有无差异？

表6-9 两种方法治疗扁平足的疗效比较

单位：人

甲法治疗结果	乙法治疗结果			合计
	好	中	差	
好	39	3	2	44
中	0	24	8	32
差	3	4	17	24
合计	42	31	27	100

6.4 SPSS 应用

6.4.1 定性资料的统计描述

例6-3 请对表6-10的资料进行描述。

表6-10 某市某病患病情况

编号	性别	职业	患病	编号	性别	职业	患病
1	男	工人	未患	11	女	农民	未患
2	男	农民	未患	12	女	农民	未患
3	女	学生	患病	13	女	知识分子	未患
4	女	知识分子	患病	14	女	知识分子	患病
5	男	知识分子	未患	15	女	学生	患病
6	女	学生	未患	16	男	知识分子	患病
7	男	农民	患病	17	男	工人	未患
8	男	工人	患病	18	男	工人	未患
9	男	工人	未患	19	男	农民	患病
10	女	工人	未患	20	男	工人	未患

（1）选择 $\boxed{\text{Analyze}}$ → $\boxed{\text{Descriptive Statistics}}$ → $\boxed{\text{Crosstabs}}$，弹出对话框，如图6-1所示。

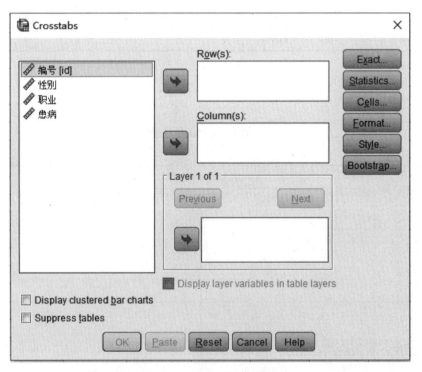

图6-1 Crosstabs 对话框

（2）Row（s）：选择"职业"为行变量。Column（s）：选择"患病"为列变量。

（3）点击 $\boxed{\text{Cells...}}$，弹出对话框，如图6-2所示，勾选 Percentages 中的 Column。

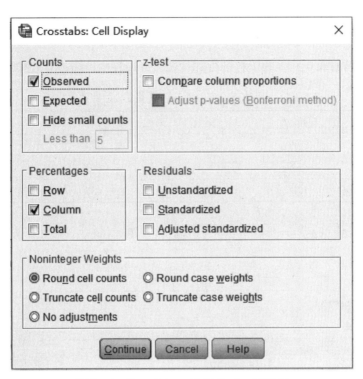

图6-2 Crosstabs：Cell Display 对话框

统计描述结果见图6-3。

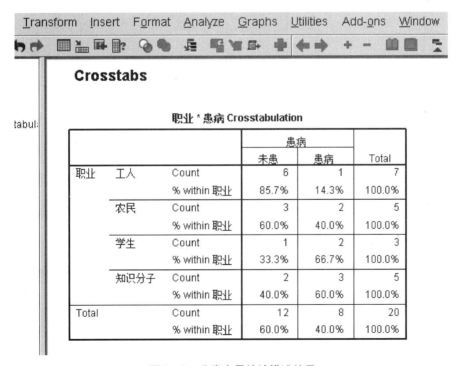

图6-3 分类变量统计描述结果

6.4.2 定性资料的 χ^2 检验

例 6 - 4 请对表 6 - 11 的资料进行 χ^2 检验，并回答两种药的有效率是否相同。

表 6 - 11 两种药治疗急性下呼吸道感染的有效率比较

处理	有效/人	无效/人	合计/人	有效率
A 药	68	6	74	91.89%
B 药	52	11	63	82.54%
合计	120	17	137	87.59%

（1）选择 Analyze → Descriptive Statistics → Crosstabs，弹出对话框，如图 6 - 4 所示。

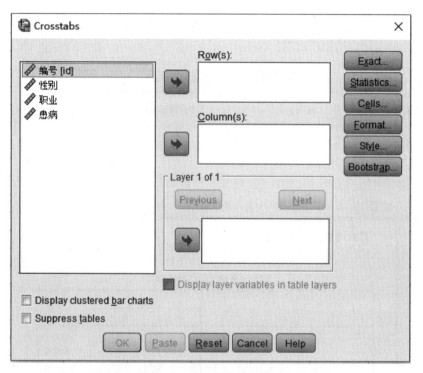

图 6 - 4 Crosstabs 对话框

（2）Row（s）：选择行变量。Column（s）：选择列变量。

Layer：设置分层变量。当选入多个变量时，默认为分别进行分层分析。若要进行嵌套分层分析，则需使用 Previous 与 Next 按钮，将它们分配到不同层。

Display clustered bar charts：显示复式条图，反映行变量/列变量的频数分布。

Suppress tables：不输出列联表。

（3）点击 Exact...，弹出对话框，如图 6 - 5 所示。

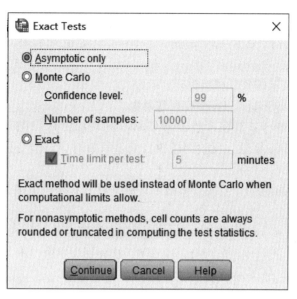

图 6 – 5 Exact Tests 对话框

Asymptotic only：计算近似的概率值。

Monte Carlo：采用 Monte Carlo 模拟方法计算概率值。默认抽样次数为 10 000 次，并给出 99% 的置信区间。

Exact：计算精确概率值。默认计算时间限制在 5 分钟以内。

（4）点击 Statistics... ，弹出对话框，如图 6 – 6 所示。

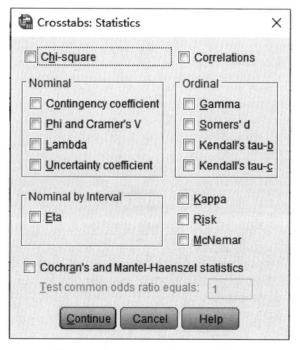

图 6 – 6 Crosstabs：Statistics 对话框

Chi-square：进行 χ^2 检验，对于四格表还会给出校正 χ^2 检验和精确概率法结果。

Correlations：计算行变量与列变量的 Pearson 积矩相关系数、Spearman 等级相关系数。

Nominal：分类变量的关联度指标。

·Contingency coefficient：Pearson 列联系数。

·Phi and Cramer's V：列联系数 ϕ 与 Cramer 列联系数 V。对于四格表，$V = \phi$。

·Lambda：Lambda 系数，反映当已知自变量取值时，对因变量的预测误差降低的比率。

·Uncertainty coefficient：不确定系数，反映当已知自变量取值时，因变量的不确定性下降的比率。

Ordinal：有序分类变量（等级变量）的关联度指标。

·Gamma：$\gamma = (P - Q)/(P + Q)$，这里 P、Q 分别为一致、不一致对子数。

·Somers'd：是上面 Gamma 统计量的扩展。

·Kendall's tau-b：由 Gamma 统计量改进而来，对相等的对子进行了校正。

·Kendall's tau-c：由 tau-b 改进而来，对表的大小（行数和列数）进行了校正。

Nominal by Interval：当一个变量为数值变量，另一个为分类变量时，关联度的指标。

Kappa：一致性系数。

Risk：危险度分析，计算优势比 OR 值和相对危险度 RR 值。

McNemar：配对四格表 χ^2 检验，利用二项分布计算精确的 P 值。

Cochran's and Mantel-Haenszel statistics：Mantel-Haenszel χ^2 检验。

（5）点击 Cells...，弹出对话框，如图 6-7 所示。

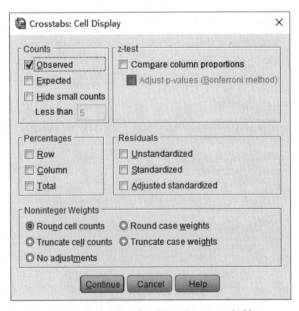

图 6-7　Crosstabs：Cells Display 对话框

Counts：设定是否输出实际频数（Observed）和理论频数（Expected），默认方式为只输出实际频数。

z-test：设定是否输出列与列之间进行对比的 Z 检验结果，以及是否采用 Bonferroni 法对 P 值进行校正。

Percentages：设定是否输出行百分数（Row）、列百分数（Column）和合计百分数（Total）。

Residuals：设定是否输出未标准化残差（Unstandardized）、标准化残差（Standardized）与校正标准化残差（Adjusted standardized）。

Noninteger Weights：设定对单元格或权数非整数部分的处理方式。

·Round cell counts：将单元格计数的非整数部分四舍五入为整数，为系统默认。

·Round case weights：将观测量权数的非整数部分四舍五入为整数。

·Truncate cell counts：将单元格计数的非整数部分截断，只保留整数部分。

·Truncate case weights：将观测量权数的非整数部分截断，只保留整数部分。

·No adjustments：不对计数资料进行调整。

（6）点击 Format... ，弹出对话框，如图 6 – 8 所示。决定行变量按升序排列（Ascending）还是按降序排列（Descending），默认方式为升序排列。

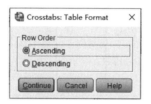

图 6 – 8 Crosstabs：Tables Format 对话框

（7）Binomial 过程的界面说明。Binomial 过程是对二分类变量的单个样本做检验，推断总体中两类个体的比例是否分别为 π 和 $(1 - \pi)$，小样本时输出精确概率，大样本时输出正态近似法的结果。显然，在大样本时，也可用 Chi-square 过程完成。单击 Analyze → Nonparametric Tests → Legacy Dialogs → Binomial ，弹出 Binomial 对话框，如图 6 –9 所示。

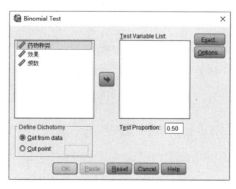

图 6 –9 Binomial Test 对话框

Test Variable List：从左边的源变量对话框选入要检验的变量。若选入多个，系统会分别进行分析。

Define Dichotomy：设定二分界值。如要分析的原始变量已是二值变量，则使用系统默认的方式 Get from data，否则使用选项 Cut point 输入界值进行二分类。

Test Proportion：提供二项分布中的 π 值，默认值是 $\pi=0.5$。这里 π 值是指首先出现的分类值所对应的率。

Exact 和 Options：Binomial 过程的 Exact 子对话框与 Options 子对话框，其内容与 Chi-square 过程中的一样。

χ^2 检验结果见图 6－10。

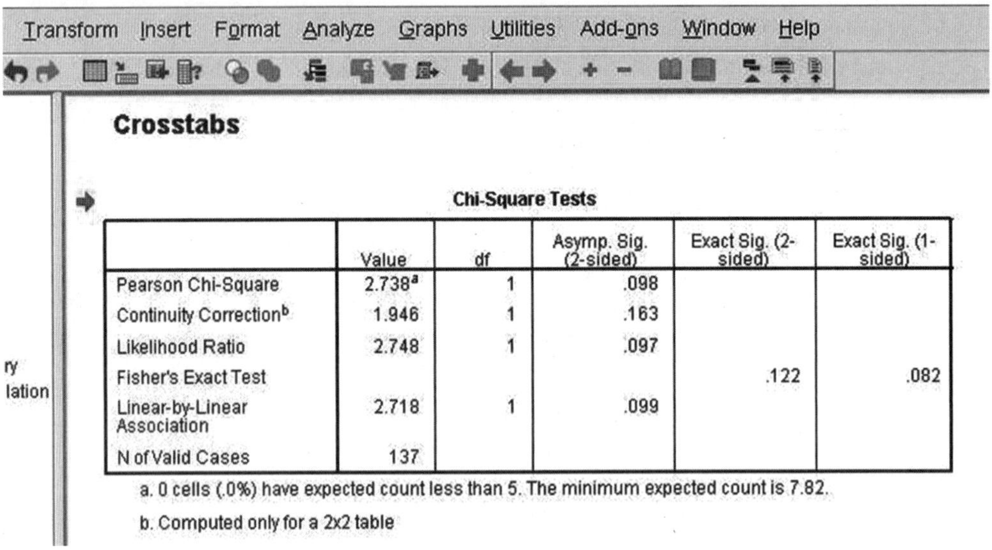

Chi-Square Tests

	Value	df	Asymp. Sig. (2-sided)	Exact Sig. (2-sided)	Exact Sig. (1-sided)
Pearson Chi-Square	2.738[a]	1	.098		
Continuity Correction[b]	1.946	1	.163		
Likelihood Ratio	2.748	1	.097		
Fisher's Exact Test				.122	.082
Linear-by-Linear Association	2.718	1	.099		
N of Valid Cases	137				

a. 0 cells (.0%) have expected count less than 5. The minimum expected count is 7.82.

b. Computed only for a 2x2 table

图 6－10　分类变量的 χ^2 检验结果

由于理论频数均有 $T>5$，总的样本量 $n>40$，所以，本例不需连续性校正，可直接报告：$\chi^2=2.738$，$P=0.098>0.05$。尚不认为两种药物的疗效不同。

6.5 习题参考答案

【选择题】

(1) C　(2) D　(3) C　(4) E　(5) A　(6) C　(7) C　(8) D

(9) C　(10) D　(11) C　(12) B　(13) A　(14) E　(15) D

【判断题】

(1) 错　(2) 错　(3) 错　(4) 错　(5) 错

【简答题】

(1) χ^2 检验的基本思想是实际频数和理论频数的吻合程度，它是根据检验假设来确定的，如作两样本率的比较，我们先假设两组的总体率相同，均等于两组合计的总率（即联合估计值）。如果检验假设成立，则实际频数与理论频数之差一般不会很大。出现很大的 χ^2 值的概率是很小的，若 $P \leqslant \alpha^2$，我们就怀疑 H_0 不成立，因而拒绝该假设。若 $P > \alpha^2$，则不拒绝 H_0。χ^2 检验可用于独立样本的两个或多个率或概率分布的比较，配对设计两样本率的比较，频数分布的拟合优度检验，线性趋势检验。

（2）在 $1 \leqslant T < 5$，$n \geqslant 40$ 时，需要计算校正 χ^2。推断统计量 χ^2 时是用连续概率分布（χ^2 分布）作为对观测频数概率分布的近似，为改善近似效果，需要进行校正计算，使 χ^2 值降低，校正后的概率更接近实际的概率。

（3）基本思想是根据样本的频数分布检验其总体是否服从某特定的理论分布。按照该理论分布计算的频数称为理论频数；从样本观察到的频数称为实际频数。利用 χ^2 检验，推断实际频数与理论频数的吻合程度。

（4）①当 $n \geqslant 40$ 且所有 $T \geqslant 5$ 时，用 2×2 表的 χ^2 检验的基本公式或专用公式计算；②当 $n \geqslant 40$ 但存在至少一个格子 $1 \leqslant T < 5$ 时，需要用校正公式计算 χ^2 值；③$n < 40$ 或 $T < 1$ 时，不宜计算 χ^2 值，需要用 Fisher 确切概率计算概率；④实际分析资料时，前述的②、③两种情况都可以使用 Fisher 确切概率法。

（5）不允许有任何格子 $T < 1$，或者 $1 < T < 5$ 的格子数不能超过总格子数的 $1/5$。当 $1 < T < 5$ 的格子数超过总格子数的 $1/5$ 时，可以采取如下方法：增加样本含量以增大理论频数、将理论频数太小、性质相近的行或列合并、删去理论频数太小的格子所在的行或列。

【计算分析题】

（1）要点：属于独立样本资料四格表资料，进行 χ^2 检验，$\chi^2 = 2.682 < 3.84$，$P > 0.05$，尚不能认为男女钩虫感染率的差异具有统计学意义。两组合并的感染率为 $P_C = 17.14\%$，95% 置信区间为（$13.19 \sim 21.09$）%，$14\ 362 \times 21.09\% = 3\ 028.9$（人），故应按 3 029 人准备药物。

（2）要点：这是配对设计的四格表资料，由于 $b + c < 40$，所以用校正公式计算。

$$\chi^2 = \frac{(|b - c| - 1)^2}{b + c} = \frac{(|12 - 7| - 1)^2}{12 + 7} = 0.842,\ P > 0.05,$$ 尚不能认为两种培养基的结核菌培养效果有差异。

（3）要点：属于独立样本 $R \times C$ 列联表资料的 χ^2 检验。$\chi^2 = 4.36$，$\nu = 2$，$P > 0.05$，差异无统计学意义，尚不能认为三个方剂治疗胃溃疡的效果有差异。

（4）要点：属于配对 $R \times C$ 列联表资料的 χ^2 检验，进行配对 $R \times C$ 列联表两样本分布的差异性检验。算得统计量 $\chi^2 = 0.73$，$\nu = 4$，$P > 0.05$，差异无统计学意义，尚不能认为两种方法治疗结果的概率分布不同。

（张晋昕）

第 7 章　秩　和　检　验

（1）理解非参数统计的概念。

（2）熟悉不同设计类型的秩和检验方法。

（3）掌握不同设计类型的秩和检验的实施方法及其应用条件。

7.2　重点难点

7.2.1　非参数统计的概念

对于计量资料而言，t 检验、方差分析等要求样本来自已知分布（如正态分布）的总体，且是对总体分布的参数（如均数）做比较，故称为参数检验（parametric test）。但实际研究中，有时总体的分布不易确定，或分布呈明显偏峰现象（如体内微量元素含量、疾病潜伏期、病程长短等）而又无适当的正态转换方法，且样本含量不够大，此时宜采用非参数检验（nonparametric test）。这种方法检验的是分布的位置，而不是参数，从而称之为非参数检验。

非参数统计无严格的条件限制，且多数非参数统计方法较为简便，易于理解和掌握，故而应用范围广。非参数检验适用于以下四种情况：总体为偏态分布或分布不明确、总体方差不等、等级资料、开口资料（一端无确定数值）。但需要注意的是，对于适合用参数检验的资料，如用非参数检验会导致检验效能降低。

7.2.2　配对资料的符号秩和检验（Wilcoxon 符号秩和检验）

在配对设计的非参数检验中，常用而且检验效能较高的方法是 Wilcoxon 符号秩和检验（Wilcoxon signed rank sum test），用于检验差值是否来自中位数为零的总体，其基本思想是：

设有一配对样本，对子数为 m ，第 i（$i=1$，…，m）对样本的观察值为（x_i，y_i），计算这 m 对观察值差数的绝对值

$$|d_i| = |x_i - y_i| \quad i=1，…，m$$

省略所有差数为零的样本，剩下 n（$n \leqslant m$）对样本，然后根据 n 个差数绝对值的大小，

由小到大排秩，遇有相同 $|d_i|$ 者，取平均秩次，再冠以原差值的符号；分别求正秩和（T_+）与负秩和（T_-），在差值总体中位数为零（零假设）的情况下 T_+ 与 T_- 不会相差太大。

检验统计量 $T = \min(T_+, T_-)$，此时，可以查 T 界值表，得到给定 n 和 α 时的 T 界值 T_α。当 $T \leq T_\alpha$ 时，意味着 T_+ 与 T_- 相差太大，此时 $P \leq \alpha$，拒绝零假设，可认为差值总体中位数不为零。

在大样本的情况下（比如 $n > 50$），秩和 T 近似服从正态分布，此时，可做 Z 检验（即 u 检验）。

7.2.3 两独立样本比较的秩和检验（Wilcoxon 秩和检验）

对于两独立样本，欲比较其分布位置是否相同，常用 Wilcoxon 秩和检验（Wilcoxon rank sum test），其基本方法是：

设有两独立样本，样本含量分别为 n_1、n_2，将两样本混合，按数值大小由小到大排秩，若有相同值则取平均秩次，然后分别求两组样本的秩和 T_1、T_2，在两样本分布位置相同（零假设）的情况下，T_1 与 T_2 应与各样本含量成比例。

检验统计量 T 取为样本含量较小组所对应的秩和。此时，可以查 T 界值表，得到给定 n_1、$n_2 - n_1$ 和 α 时的两个 T 界值 $T_{\alpha 1}$、$T_{\alpha 2}$（$T_{\alpha 1} < T_{\alpha 2}$）。当检验统计量 T 超出了 $[T_{\alpha 1}, T_{\alpha 2}]$ 区间范围时，意味着 T_1、T_2 与 H_0 成立下的理论秩和相差太大，此时 $P \leq \alpha$，拒绝零假设，可认为两独立样本所来自的总体位置不同。

在大样本的情况下（比如 $n_1 > 10$ 或 $n_2 - n_1 > 10$），秩和 T 近似服从正态分布，此时可做 Z 检验（即 u 检验）。

7.2.4 多个独立样本比较的秩和检验（Kruskal-Wallis test，K-W 检验，H 检验）

对于完全随机设计的资料，欲比较多个独立样本所来自的总体分布位置是否相同，常用在 Wilcoxon 秩和检验基础上扩展的 K-W 检验，又称 H 检验，统计量 H 的计算公式为：

$$H = \frac{12}{n(n+1)} \left[\sum_{i=1}^{k} \frac{R_i^2}{n_i} \right] - 3(n+1)$$

式中，n 是总的样本量，R_i 和 n_i 分别表示各组的秩和与样本量。

大样本的情况下（如最小样本的例数大于 5），H 统计量近似服从自由度为（$k-1$）的 χ^2 分布。根据求得 H 统计量数值，可计算 χ^2 分布尾部面积（即概率 P 值），当 $P \leq \alpha$ 时，表示 k 个独立样本所来自的总体位置不全相同。

当相同秩次较多时，尤其是等级资料，需要采用校正的 Hc 值，否则求得的统计量 H 会偏小。

7.3 习题

7.3.1 选择题

A1 型（单句型最佳选择题）

（1）以下检验方法中，不属于非参数检验方法的是_____。

A. 方差分析　　　　　　B. K-W 检验　　　　　　C. Wilcoxon 秩和检验

D. Wilcoxon 符号秩和检验　　E. H 检验

（2）秩和检验的适用的资料类型不包括_____。

A. 等级资料　　　　　　B. 分布类型未知资料　　C. 极度偏态分布资料

D. 数据一端不确定资料　　E. 正态分布资料

（3）在统计检验中是否选用非参数统计方法_____。

A. 要根据研究目的和数据特征做决定

B. 可在计算出几个统计量和得出初步结论后进行选择

C. 要看哪个统计结论符合专业结论

D. 要看哪个 P 值更小

E. 非参数统计对资料没有严格要求，所有统计分析都用非参数统计方法

（4）Wilcoxon 秩和检验在编秩次时，若遇到相同数值在不同组别中，应_____。

A. 不计秩次　　　　　　B. 依顺序编秩　　　　　　C. 取其平均秩次

D. 以平均秩次的整数为秩　　E. 不计秩次，样本含量 n 相应减去 1

（5）完全随机设计两样本比较的秩和检验，其检验统计量 T 是_____。

A. 为了查 T 界值表方便，一般以秩和较小者为 T

B. 为了查 T 界值表方便，一般以秩和较大者为 T

C. 为了查 T 界值表方便，一般以例数较小者秩和为 T

D. 为了查 T 界值表方便，一般以例数较大者秩和为 T

E. 当样本例数不等时，一般以例数较大者秩和为 T

（6）等级资料进行秩和检验时，如果 H 值没有校正，则_____。

A. 提高检验的灵敏度　　　　　　B. 会把无差别的总体推断为有差别

C. 会把有差别的总体推断为无差别　　D. 第一、二类错误的概率不变

E. 第一、二类错误的概率都变化

（7）符合 t 检验的数值变量资料如果采用秩和检验，当 H_0 不成立时，_____。

A. 第一类错误增大　　　　B. 第二类错误增大　　　　C. 第一类错误减少

D. 第二类错误减少　　　　E. 第二类错误不变

（8）在作两样本平均水平的比较时，已知 n_1、n_2 均小于 30、总体方差不齐且极度偏态的资料宜用_____。

A. χ^2 检验　　　　　　B. 秩和检验　　　　　　C. t 检验

D. u 检验　　　　　　E. 方差分析

（9）三个独立样本比较的秩和检验，样本例数均为 5，确定 P 值应查 _____。

A. χ^2 界值表　　　　　　B. H 界值表　　　　　　C. T 界值表

D. M 界值表　　　　　　E. F 界值表

（10）两样本秩和检验的 H_0 是 _____。

A. 两样本秩和相等　　　　　B. 两总体分布位置相同　　C. 两样本分布位置相同

D. 两总体秩和相等　　　　　E. 两总体分布无关

A2 型（病例摘要型最佳选择题）

（11）两种方法测定车间空气中的 CS_2 的含量（mg/m^3），10 个样本中只有一个样本用两法测定的结果相同，若已知正的秩次和为 10.5，则负的秩次和为 _____。

　　A. 44.5　　　　　B. 35.5　　　　　C. 34.5　　　　　D. 32.5　　　　　E. 无法计算

（12）研究甲、乙两种治疗的疗效是否有差异，将 26 名患者随机分成两组，分别接受甲、乙两种不同的治疗。观察某项定量指标，甲法的均数为 118.6，标准差为 20，乙法的均数为 68.4，标准差为 120，宜选用 _____。

　　A. t 检验　　　　　　　B. 秩和检验　　　　　　C. χ^2 检验

　　D. 方差分析　　　　　　E. 相关分析

（13）某研究欲比较单纯肥胖者（$n_1 = 8$）与健康人群（$n_2 = 10$）血浆总皮质醇是否有差异，采用 Wilcoxon 秩和检验进行分析。计算得单纯肥胖者组的秩和 $T_1 = 74.5$，健康人群组的秩和 $T_2 = 96.5$，查 T 界值表：当双侧 $\alpha = 0.10$ 时，T 界值范围为 $56 \sim 96$；当双侧 $\alpha = 0.05$ 时，T 界值范围为 $53 \sim 99$；当双侧 $\alpha = 0.01$ 时，T 界值范围为 $47 \sim 105$。则 P 为 _____。

　　A. $P > 0.10$　　　　　B. $0.05 < P < 0.10$　　　　　C. $P = 0.05$

　　D. $0.01 < P < 0.05$　　　　　E. $P < 0.01$

（14）观察某疗法对移植性肿瘤的疗效，以生存日数作为分析指标，实验组观察 10 例，对照组观察 12 例，欲比较两组生存日数有无差别，进行秩和检验。编秩次时，若遇生存日数相同，但分别位于两个组，则应 _____。

　　A. 依顺序编秩　　　　　　　　B. 取其平均秩次

　　C. 以实测值作为秩次　　　　　D. 将原数据合并作为新数据编秩次

　　E. 弃去不计，并从 n 中减去相同值的个数

（15）随机抽取 435 例用依沙酰胺治疗皮肤真菌病变的患者，按照病程与疗效个变量进行分类，得表 7 - 1 资料：

表 7 - 1　依沙酰胺治疗皮肤真菌病变患者的病程与疗效

单位：人

病程	痊愈	好转	无效	合计
不满 1 个月	79	24	8	111
1 个月～	30	13	1	44
3 个月～	102	83	30	215
5 年以上	29	26	10	65
合计	240	146	49	435

欲比较不同病程患者的疗效是否有差别，宜选用_____。

A. χ^2 检验　　　　　　 B. 方差分析　　　　　 C. Wilcoxon 秩和检验

D. Kruskal-Wallis 检验　　 E. Friedman 秩和检验

7.3.2　判断题

（1）Wilcoxon 符号秩和检验中，差值为 0 不参与编秩。（　　）

（2）两样本比较的秩和检验方法中的正态近似法属于参数检验。（　　）

（3）秩和检验适用于检验等级资料、不服从正态分布资料和分布不明资料的差异。（　　）

（4）当符合正态分布假设时，非参数检验犯第二类错误的概率较参数检验小。（　　）

（5）欲比较三种药物的疗效（无效、好转、显效、痊愈）孰优孰劣，最好选择 χ^2 检验。（　　）

7.3.3　简答题

（1）请简述参数检验与非参数检验的定义及两者的优、缺点。

（2）针对同一研究目的，采用同一资料，用参数检验和非参数检验结果不一致时，宜以何种方法的结果为准？

（3）"对某资料进行统计分析时，应尽量采用参数检验方法，一般不用非参数检验方法"，你认为这种说法对吗？为什么？

（4）两组或多组有序分类资料的比较，用秩和检验分析与用 χ^2 检验分析，其分析目的与结论有何异同？

（5）多个样本的秩和检验是将原始观察值编秩，然后对各组的秩和或平均秩进行比较。将原始观察值转换为秩有何作用？

7.3.4　计算分析题

（1）为比较长跑锻炼前后的平均晨脉次数有无差异，某校随机抽取 15 名学生，进行 5 个月的长跑锻炼，5 个月前后测得的晨脉数据见表 7-2：

表 7-2　某校 15 名学生 5 个月长跑锻炼前后的晨脉次数

单位：次/分钟

学生号	1	2	3	4	5	6	7	8	9	10	11	12	13	14
锻炼前	70	76	56	63	63	56	58	60	67	65	75	66	56	59
锻炼后	48	54	60	64	48	55	54	45	50	48	56	48	62	49

有人采用了配对样本的 t 检验，$t = 4.438$，$v = 14$，$P < 0.05$。从而得出结论：长跑锻炼前后的平均晨脉次数有差异，长跑后的平均晨脉次数低于长跑前的平均晨脉次数。也有人认为应该采用配对样本的秩和检验，结果为 $Z = -2.844$，$P < 0.05$。还有人将上

述两种方法做一比较，认为两者结论是一致的，所以采用哪种分析方法都无所谓。对此你有何看法？

（2）32 例扁平足患者，随机分配到两组中，每组 16 人，分别用两种方法治疗，效果记录见表 7-3，请问哪种方法疗效较好？

表7-3　两种治疗方法的疗效

编号	1	2	3	4	5	6	7	8
甲法	好	好	好	好	差	中	好	好
乙法	差	好	差	中	中	差	中	差
编号	9	10	11	12	13	14	15	16
甲法	中	差	好	差	好	中	好	中
乙法	中	差	好	差	中	差	中	差

（3）某研究者欲比较新药按摩乐口服液和山楂精降脂片治疗高甘油三酯血症的疗效，将高甘油三酯血症患者 189 例随机分为两组，分别用按摩乐口服液和山楂精降脂片治疗，数据见表 7-4。

表7-4　两种药物治疗高甘油三酯血症的疗效

单位：人

疗效	按摩乐口服液	山楂精降脂片	合计
无效	17	70	87
有效	25	13	38
显效	27	37	64
合计	69	120	189

对于该资料，研究者作了列联表 χ^2 检验：

$$\chi^2 = n\left(\sum \frac{A^2}{n_R n_C} - 1\right) = 25.753, \; \nu = 2, \; P < 0.01$$

在 $\alpha = 0.05$ 的检验水准上，认为两种药物疗效不同。

对同一份资料，另有研究者作了秩和检验，结果见表 7-5。

表7-5 两种药物治疗高甘油三酯血症的疗效（秩和检验）

疗效	按摩乐口服液/人	秩次（1）	山楂精降脂片/人	秩次（2）
无效	17	2	70	6
有效	25	3	13	1
显效	27	4	37	5
合计	$n_1 = 3$	$T_1 = 9$	$n_2 = 3$	$T_2 = 12$

经秩和检验，得 $T=9$，$P>0.05$。在 $\alpha=0.05$ 的检验水准上，尚不能认为两组疗效不同。请讨论：①该资料的两种分析方法对吗？为什么？②你认为该资料正确的分析方法是什么？

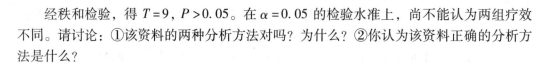

7.4 SPSS 应用

7.4.1 配对样本的非参数检验（Wilcoxon 符号秩和检验）

例 7-1 为比较离子交换法与蒸馏法测定尿汞值的结果，对 12 名健康人的尿样分别采用两种方法进行测定，结果见表 7-6。请问两法测定结果有无差别？

表 7-6 12 名健康人离子交换法与蒸馏法尿汞测定值

编号（1）	离子交换法（2）/$(\mu g \cdot L^{-1})$	蒸馏法（3）/$(\mu g \cdot L^{-1})$	差值 d_i(4) = (2)-(3)/$(\mu g \cdot L^{-1})$	秩次（5）
1	0.6	0.1	0.5	2
2	3.2	2.1	1.1	8
3	3.4	2.4	1.0	7
4	2.6	3.3	-0.7	-3.5
5	0.4	0.4	0.0	
6	2.0	5.6	-3.6	-11
7	1.5	2.4	-0.9	-6
8	3.4	3.6	-0.2	-1
9	5.8	3.0	2.8	10
10	4.5	5.3	-0.8	-5
11	3.9	2.7	1.2	9
12	1.9	1.2	0.7	3.5
				$T_+=39.5$ $T_-=26.5$

（1）调用数据文件（图 7-1），两个变量"离子交换法"和"蒸馏法"，分别为离子交换法与蒸馏法的尿汞测定值，每个对子为 1 行，共 12 行 2 列。

编号	离子交换法	蒸馏法
1.00	.60	.10
2.00	3.20	2.10
3.00	3.40	2.40
4.00	2.60	3.30
5.00	.40	.40
6.00	2.00	5.60
7.00	1.50	2.40
8.00	3.40	3.60
9.00	5.80	3.00
10.00	4.50	5.30
11.00	3.90	2.70
12.00	1.90	1.20

图 7 - 1　例 7 - 1 的数据

（2）选择 $\boxed{\text{Analyze}}$ → $\boxed{\text{Nonparametric Tests}}$ → $\boxed{\text{Legacy Dialogs}}$ → $\boxed{\text{2 Related Samples}}$，出现两相关样本的非参数检验对话框，如图 7 - 2 所示。

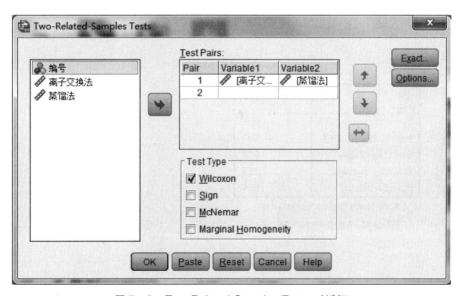

图 7 - 2　Two-Related-Samples Tests 对话框

Test Pairs：选择需要进行配对的变量"离子交换法"和"蒸馏法"。

Test Type：由于是计量资料，故选择 Wilcoxon（默认）。

点击 Exact，若样本含量较小，选择 Exact，即确切概率法；当样本含量（对子数）大于 50 时，选择 Asymptotic only，即渐进分布法。本例选择确切概率法。

点击 Options，选择 Descriptive，可计算描述性统计量。

（3）主要结果（图 7 - 3）与解释。

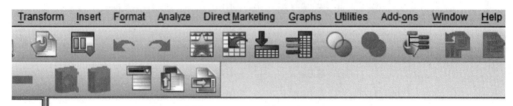

➡ Wilcoxon Signed Ranks Test

Ranks

		N	Mean Rank	Sum of Ranks
蒸馏法 - 离子分离法	Negative Ranks	6[a]	6.58	39.50
	Positive Ranks	5[b]	5.30	26.50
	Ties	1[c]		
	Total	12		

a. 蒸馏法 < 离子分离法

b. 蒸馏法 > 离子分离法

c. 蒸馏法 = 离子分离法

Test Statistics[a]

	蒸馏法 - 离子分离法
Z	-.578[b]
Asymp. Sig. (2-tailed)	.563
Exact Sig. (2-tailed)	.592
Exact Sig. (1-tailed)	.296
Point Probability	.015

a. Wilcoxon Signed Ranks Test

b. Based on positive ranks.

图 7 - 3　例 7 - 1 的统计结果

正秩和与负秩和分别为 26.50 和 39.50。

检验结果表明，确切概率计算得到的 P 值为 0.592 > 0.05，尚不能认为两种方法的测定结果不同。

7.4.2　两独立样本的非参数检验（Wilcoxon 秩和检验）

例 7-2　某实验室为观察局部温热治疗小鼠移植肿瘤的疗效，将已经造模成功的小鼠随机分为实验组与对照组，实验组采用局部温热治疗，以生存日数作为观察指标，实验结果见表 7-7。问局部温热治疗小鼠移植肿瘤是否可延长小鼠生存日数？

表 7-7　两组小鼠的生存日数

实验组		对照组	
生存日数	秩次	生存日数	秩次
10	9.5	2	1
12	12.5	3	2
15	15	4	3
16	16	5	4
17	17	6	5
18	18	7	6
20	19	8	7
23	20	9	8
50	21	10	9.5
		11	11
		12	12.5
		13	14
$n_1 = 9$，$T_1 = 148$		$n_2 = 12$，$T_2 = 83$	

（1）调用数据文件（图 7-4），两个变量为 group 和 days，分组 1 为实验组，分组 2 为对照组。

🔗 group	📏 days
1.00	12.00
1.00	15.00
1.00	16.00
1.00	17.00
1.00	18.00
1.00	20.00
1.00	23.00
1.00	50.00
.00	2.00
.00	3.00
.00	4.00
.00	5.00
.00	6.00
.00	7.00
.00	8.00
.00	9.00
.00	10.00
.00	11.00
.00	12.00
.00	13.00

图 7 - 4　例 7 - 2 的数据

（2）选择 |Analyze| → |Nonparametric Tests| → |Legacy Dialogs| → |2 Independent Samples|，出现两独立样本的非参数检验的对话框，如图 7 - 5 所示。

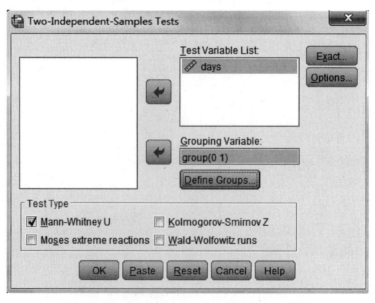

图 7 - 5　Two-Independent-Samples Tests 对话框

Test Variable List：选择检验变量"days"。

Grouping Variable：选择分组变量"group"，点击 Define Groups 按钮，输入 0、1 分别表示第 1、2 组（Group 1、Group 2）。

Test Type：选择 Mann-Whitney U（默认）。

点击 Exact ，若其中一组样本含量大于 10 或两组样本含量相差大于 10 时，选用 Asymptotic only，即渐进分布法；若样本含量较小，选择 Exact，即确切概率法。本例使用渐进分布法。

点击 Options ，选择 Descriptive，可计算描述性统计量。

（3）主要结果（图 7-6）与解释。

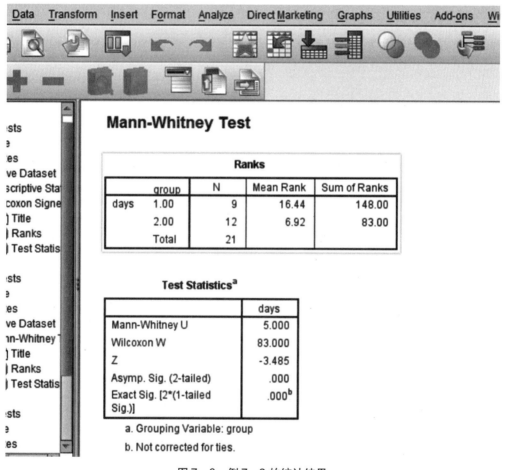

图 7-6 例 7-2 的统计结果

实验组和对照组的平均秩次分别为 16.44 和 6.92。

检验结果表明，$P < 0.001$，可以认为两组小鼠生存日数的总体分布位置不同。由于实验组的平均秩次大于对照组，可以认为局部温热治疗小鼠移植肿瘤可延长小鼠生存日数。

7.4.3 等级变量频数表资料的秩和检验

例7-3 用某种药物分别治疗单纯型患者 100 例、单纯型合并肺气肿患者 80 例，研究该药物对两种老年慢性支气管炎的治疗效果。

（1）调用数据文件（图7-7）。三个变量分别为："group"表示组别；"effect"表示疗效；"count"表示频数。

group	effect	count
1	1.00	58.00
1	2.00	12.00
1	3.00	21.00
1	4.00	9.00
2	1.00	41.00
2	2.00	7.00
2	3.00	22.00
2	4.00	10.00

图7-7 例7-3的数据

（2）选择 Data → Weight Cases，弹出对话框，如图7-8所示，选择 Weight cases by，将变量"count"选入 Frequency Variable 框，点击 OK。

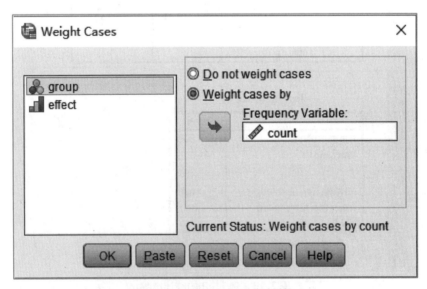

图7-8 Weight Cases 对话框

选择 Analyze → Nonparametric Tests，在 Legacy Dialogs 的下一级子菜单中选择 2 Independent Samples，弹出两独立样本的非参数检验的对话框。本例样本含量较大，选择默认的 Mann-Whitney U 法。其余操作同例7-2。

（3）主要结果（图7-9）与解释：

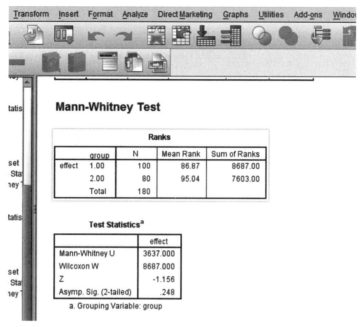

图7-9 例7-3的统计结果

两组的秩和分别为8 687.00和7 603.00。平均秩次分别为86.87和95.04。

检验结果表明，Wilcoxon 秩和检验统计量为 8 687.000。正态近似法的 Z 值为 -1.156，相应的 P 值为 0.248。尚不能认为该药治疗两种类型老年慢性支气管炎疗效的总体分布不同。

7.4.4 多个独立样本的非参数检验（H 检验）

例7-4 某医院对科主任、护士长、行政管理干部进行医院规范化管理培训，并在培训后对部分人员采用综合评分评价培训效果，结果见表7-8。请分析不同部门人员的培训效果是否不同。

表7-8 不同部门人员培训效果的综合评分

科主任	护士长	行政管理干部
8.0	8.1	8.9
8.2	8.5	9.3
8.3	8.6	9.7
8.4	8.8	9.8
8.5	9.0	10.2
8.7	9.4	10.8
9.1	9.6	11.4
9.2	9.9	11.8

1）调用数据文件（图 7 - 10），两个变量分别为 department 和 score，分组取值 1～3 分别表示科主任、护士长和行政管理干部，共 24 行 2 列。

department	score
1.00	8.00
1.00	8.20
1.00	8.30
1.00	8.40
1.00	8.50
1.00	8.70
1.00	9.10
1.00	9.20
2.00	8.10
2.00	8.50
2.00	8.60
2.00	8.80
2.00	9.00
2.00	9.40
2.00	9.60
2.00	9.90
3.00	8.90
3.00	9.30
3.00	9.70
3.00	9.80
3.00	10.20
3.00	10.80
3.00	11.40
3.00	11.80

图 7 - 10　例 7 - 4 的数据

2）选择 Analyze → Nonparametric Tests，在 Legacy Dialogs 的下一级子菜单中选择 K Independent Samples，出现多组独立样本的非参数检验对话框，如图 7 - 11 所示。

Test Variable List：选择检验变量 score。

Grouping Variable：选择分组变量 department，点击 Define Range…，输入 1、3，表示分组变量的取值范围（range）为 1～3。

Test Type：选择 Kruskal-Wallis H（默认）。

点击 Exact，若样本含量较小，选择 Exact，即确切概率法；当样本含量较大时（最小样本的例数大于 5），选择 Asymptotic only，即渐进分布法。本例选择渐进分布法。

点击 Options，选择 Descriptive，可计算描述性统计量。

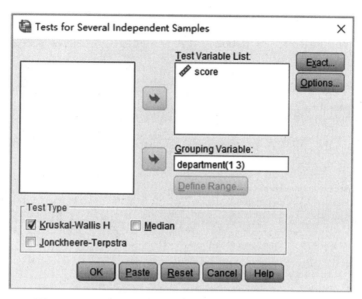

图 7 - 11　Test for Several Independent Samples 对话框

3）主要结果（图 7 - 12）与解释。

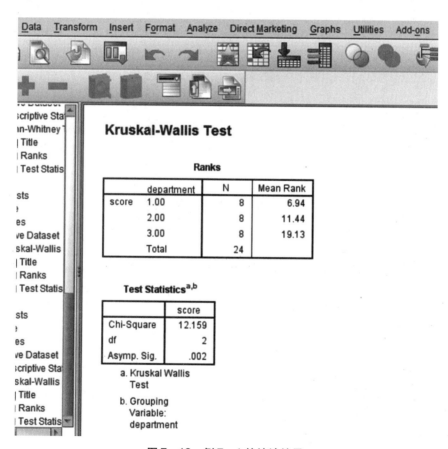

图 7 - 12　例 7 - 4 的统计结果

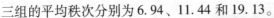

三组的平均秩次分别为6.94、11.44和19.13。

结果表明，$H = 12.159$，$P = 0.002$，可认为不同部门人员的培训效果不全相同。需进一步做两两比较。

4）秩和检验两两比较的操作：选择 $\boxed{\text{Analyze}}$ → $\boxed{\text{Nonparametric Tests}}$ → $\boxed{\text{Independent Samples}}$，弹出对话框，如图7-13所示。在该对话框中有3个子对话框。

（1）在 $\boxed{\text{Objective}}$ 中选择 $\boxed{\text{Automatically compare distributions across groups}}$。

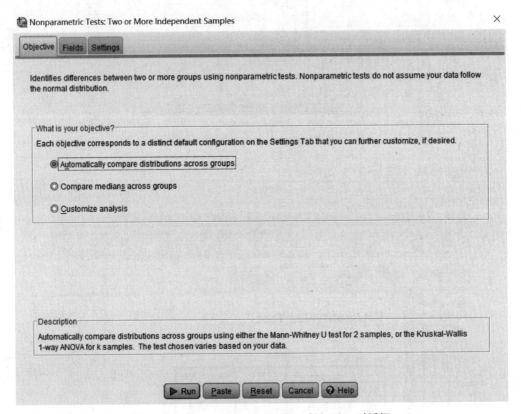

图7-13 Nonparametric Tests—Objective 对话框

（2）在 $\boxed{\text{Fields}}$ 中选择 $\boxed{\text{Use custom field assignments}}$，将分析变量 score 放入 Test Fields 框中，将分组变量 department 放入 Groups 中，见图7-14。

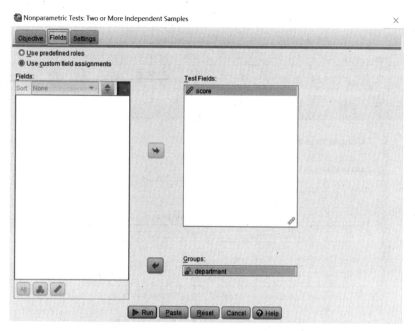

图 7 – 14　Nonparametric Tests—Fields 对话框

（3）在 Settings 中选择 Customize tests，选择 Kruskal-Wallis 1-way ANOVA（k sam-ples），在 Multiple comparisons 中可以选择 All pairwise（所有成对比较，类似于方差分析多重比较中的 LSD 法）或者 Stepwise step-down（类似于 S-N-K 法），本例选择 All pair-wise 法，最后点击 Run，见图 7 – 15。

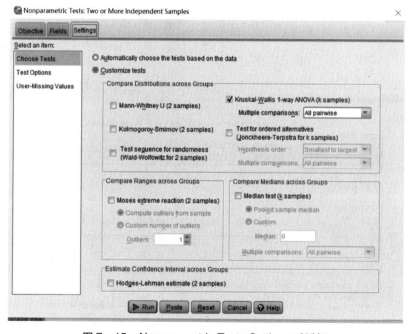

图 7 – 15　Nonparametric Tests-Settings 对话框

5）结果（图7-16）与解释。

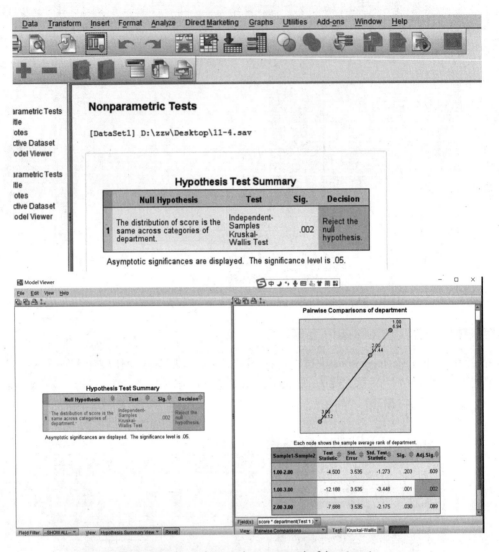

Each node shows the sample average rank of department.

Sample1-Sample2	Test Statistic	Std. Error	Std. Test Statistic	Sig.	Adj.Sig.
1.00-2.00	-4.500	3.535	-1.273	.203	.609
1.00-3.00	-12.188	3.535	-3.448	.001	.002
2.00-3.00	-7.688	3.535	-2.175	.030	.089

Each row tests the null hypothesis that the Sample 1 and Sample 2 distributions are the same.
Asymptotic significances (2-sided tests) are displayed. The significance level is .05.

图7-16 例7-4的统计结果

Kruskal-Wallis 检验结果中，$P = 0.002$，拒绝 H_0 假设，与步骤（3）的结果相同。双击此结果表格，出现详细的两两比较检验结果。左边为 Kruskal-Wallis 检验结果，右边为各组之间两两比较的结果，在 $\boxed{\text{View}}$ 选项中选择 $\boxed{\text{Pairwise Comparisons}}$，即可出现两两比较的结果。可以看出只有第一组和第三组的差异有统计学意义，$P = 0.002$，即科主任和行政管理干部的培训效果存在有统计学意义的差异。尚不能认为第一组和第二组及第二组和第三组的差异有统计学意义。

7.5 习题参考答案

【选择题】

（1）A （2）E （3）A （4）C （5）C （6）C （7）B （8）B
（9）B （10）B （11）C （12）B （13）A （14）B （15）D

【判断题】

（1）对 （2）错 （3）对 （4）错 （5）错

【简答题】

（1）参数统计适用于总体分布类型已知的资料，它是对总体的未知参数进行估计和检验的统计方法。特点：依赖于特定的分布类型，比较的是参数。非参数统计是不依赖于总体分布形式的统计方法。特点：不受总体参数的影响，比较的是分布位置，而不是参数。非参数检验适用范围广，收集资料、统计分析也比较方便，但检验效率没有参数检验高，犯第二类错误的概率较大。

（2）当资料满足参数检验方法的条件时，应使用参数检验方法；当资料不满足参数检验方法的条件时，必须采用非参数检验方法。

（3）这种说法不正确。应当根据研究设计类型和资料的性质决定选择使用的统计分析的方法。当资料满足参数检验方法的条件时，应使用参数检验方法；当资料不满足参数检验方法的条件时，采用非参数检验方法。该用参数检验方法时选用非参数检验方法，会降低检验的功效；对于本来应当采用非参数检验方法的资料却误用了参数检验方法，可能会得到错误的结果。

（4）两组或多组有序分类资料的比较，用 χ^2 检验分析比较的是两组或多组的构成比有无差别，没有利用"序"的信息；而秩和检验分析比较的是两组或多组的有序分类资料的平均水平（中位数）有无差别，利用了"序"的信息。

（5）因为原始数据不符合参数检验的条件，不能直接进行比较。转换成秩之后，秩次的分布为对称分布，秩次与秩次之间的差距相等。因此基于秩次的分布进行检验，可以克服原始数据不满足参数检验的不足。

【计算分析题】

（1）要点：该资料属于配对设计的定量资料，通过对差值进行正态性检验，发现差值不服从正态分布（W检验：$P = 0.034$），应该用配对资料的符号秩和检验，而非配对资料的 t 检验。

（2）要点：该资料属于两样本等级资料的比较。有三个等级，分别是差、中、好，记为1、2、3，编秩见表7-9。

表7-9 两种治疗方法治疗扁平足的疗效

疗效	甲法/人	乙法/人	合计/人	秩次范围	平均秩次
差	3	8	11	1～11	6
中	4	6	10	12～21	16.5
好	9	2	11	22～32	27
合计	16	16	32	—	—

检验假设：

H_0：两种方法疗效的总体分布位置相同；

H_1：两种方法疗效的总体分布位置不同；

$\alpha = 0.05$。

编秩：本例为等级资料，在编秩时将两组数据合并，按等级由小到大统一编制。先计算各等级合计数，并确定各等级秩次范围，求出各等级的平均秩次。

求各组秩和：以各等级的平均秩次分别与各组在各等级例数相乘，再求和得到 $T_1 = 327$、$T_2 = 201$。

计算统计量：本例样本例数较大，可用近似正态检验。由于相持过多，需进行校正。

$$Z = \frac{\left| 327 - 16 \times \frac{(32+1)}{2} \right| - 0.5}{\sqrt{16 \times 16 \times (32+1)/12}} = 2.36$$

$$c = 1 - \sum (t_j^3 - t_j)/(N^3 - N) = 1 - \frac{(11^3 - 11) + (10^3 - 10) + (11^3 - 11)}{32^3 - 32} = 0.889$$

$$Z_c = \frac{Z}{\sqrt{c}} = \frac{2.3556}{\sqrt{0.8891}} = 2.50$$

确定 P 值，做出推断结论：$Z_c = 2.50$，查标准正态分布表，得 $P < 0.05$。按 $\alpha = 0.05$ 检验水准，拒绝 H_0，接受 H_1，可以认为，两种方法治疗扁平足疗效的总体分布位置不同，且根据两组平均秩次大小可认为甲法的疗效较好。

（3）多组有序分类资料的比较，用 χ^2 检验比较的是两组的疗效构成（频数分布）有无差别；而秩和检验分析比较的是两组的平均水平（中位数）有无差别。该研究的分析目的是比较两种药物的疗效是否不同，选用秩和检验更为合适。正确的编秩见表7-10。

表7-10　两种药物治疗高甘油三酯血症的疗效

疗效 (1)	按摩乐口服液 (2)/人	山楂精降脂片 (3)/人	合计 (4)/人	秩次范围 (5)	平均秩次 (6)	秩和	
						按摩乐口服液 (7) = (2) × (6)	山楂精降脂片 (8) = (3) × (6)
无效	17	70	87	1~87	44	748	3 080
有效	25	13	38	88~125	106.5	2 662.5	1 384.5
显效	27	37	64	126~189	157.5	4 252.5	5 827.5
合计	69	120	189			7 663	10 292

假设：

H_0：两种药物疗效的总体分布位置相同；

H_1：两种药物疗效的总体分布位置不同；

$\alpha = 0.05$。

编秩：本例为等级资料，在编秩时先按组段计算各等级的合计人数，见表中第 (4) 栏，由此确定第 (5) 栏各组段秩次范围，然后计算出各组段的平均秩次，见第 (6) 栏。如疗效为"无效"共 87 例，其秩次范围为 1~87，平均秩次为 (1 + 87)/2 = 44。

求秩和：以各组段的平均秩次分别与各等级例数相乘，再求和得到 T_1 与 T_2，见第 (7) 与 (8) 栏。$T_1 = 7\,663$，$T_2 = 10\,292$。

计算统计量：本例 $n_1 = 69$，可用近似正态检验。由于相持过多，需进行校正。

$$Z = \frac{\left| 7\,663 - 69 \times \dfrac{(189 + 1)}{2} \right| - 0.5}{\sqrt{120 \times 69 \times (189 + 1) \div 12}} = 3.06$$

$$c = 1 - \sum \frac{t_j^3 - t_j}{N^3 - N} = 1 - \frac{(87^3 - 87) + (38^3 - 38) + (64^3 - 64)}{189^3 - 189} = 0.856$$

$$Z_c = \frac{Z}{\sqrt{c}} = \frac{3.058\,7}{\sqrt{0.855\,5}} = 3.31$$

确定 P 值，做出推断结论：$Z_c = 3.31$，查标准正态分布表，得 $P < 0.001$。按 $\alpha = 0.05$ 检验水准，拒绝 H_0，接受 H_1，可以认为，两种药物对高甘油三酯血症的疗效分布位置不同。加之 7 663/69 > 10 292/120，故认为按摩乐口服液的疗效较好。

（郝　春）

第8章 直线相关与回归

目的要求

（1）掌握直线相关系数的意义与直线相关分析的步骤。

（2）掌握直线回归系数的意义与直线回归分析的步骤。

（3）掌握直线回归方程的应用。

（4）掌握直线相关与回归的区别与联系，应用相关与回归分析时应注意的问题。

（5）掌握等级相关的适用条件及基本方法。

（6）熟悉直线回归分析"LINE"的应用条件。

（7）熟悉总体回归系数的置信区间的估计。

（8）熟悉最小二乘法的原理。

（9）熟悉决定系数的含义。

8.2 **重点难点**

8.2.1 直线相关

（1）资料要求：两个随机变量服从双变量正态分布，且个体观测值间独立。

（2）直线相关系数：又称 Pearson 积差（或积矩）相关系数，简称相关系数，是描述两个变量间线性相关的密切程度与方向的统计指标。

$$r = \frac{\sum (X - \bar{X})(Y - \bar{Y})}{\sqrt{\sum (X - \bar{X})^2 \sum (Y - \bar{Y})^2}} = \frac{l_{XY}}{\sqrt{l_{XX} l_{YY}}}$$

式中，$\bar{X}$ 和 $\bar{Y}$ 为变量 X 和变量 Y 的均数。相关系数没有单位，取值在 -1 和 1 之间波动。$r > 0$ 表示正相关，$r < 0$ 表示负相关，$r = 0$ 表示零相关。$r = 1$ 表示完全正相关，$r = -1$ 表示完全负相关。

（3）直线相关分析的一般步骤：①绘制散点图（散点图显示两变量间有线性趋势时，再计算相关系数）；②计算相关系数；③对相关系数进行假设检验；④结果的解释。相关系数的假设检验可用查表法或 t 检验。注意：不可用相关系数假设检验的 P 值大小判断直线相关关系的强弱。

8.2.2 等级相关

（1）等级相关的适用条件：①数据不服从双变量正态分布，不适合做直线相关分析。②总体分布类型未知。③原始数据为等级资料。

（2）等级相关系数（r_s）：描述两个有等级相关关系的变量间相关的密切程度及方向的统计指标。

$$r_s = 1 - \frac{6 \sum d^2}{n(n^2 - 1)}$$

式中，d 为每一对样本的两变量的等级之差，n 为样本量。等级相关系数的假设检验可采用查表法或 t 检验。

8.2.3 直线回归

（1）资料要求：两个变量满足"LINE"，即 L（线性）、I（个体观测值间独立）、N（给定 X 取值，Y 服从正态分布）、E（X 取值不同时 Y 的方差相等）的条件。

（2）直线回归方程：描述变量之间线性依存关系（回归关系）的数学表达式。简单直线回归方程的表达式为：

$$\widehat{Y} = a + bX$$

式中，$\widehat{Y}$ 为给定 X 取值时 Y 的平均水平，a 为截距，b 为回归系数，即直线的斜率。采用最小二乘原则求解 a 和 b。

$$b = \frac{\sum (X - \overline{X})(Y - \overline{Y})}{\sum (X - \overline{X})^2} = \frac{l_{XY}}{l_{XX}}$$

$a = \overline{Y} - b\overline{X}$，式中 $\overline{Y}$、$\overline{X}$ 为因变量与自变量实测值的均值。b 的统计学意义：X 每增加（减少）1 个单位，Y 平均改变 b 个单位。

回归方程的假设检验采用方差分析，回归系数的假设检验采用 t 检验。

（3）最小二乘原则：回归直线能保证各实测点到直线的纵向距离的平方和最小。

（4）直线回归分析的一般步骤：①绘制散点图；②估计回归方程；③对回归方程和回归系数进行假设检验；④得出回归方程；⑤解释结果。

（5）直线回归方程的应用：①描述两个变量之间的数量依存关系。②利用回归方程进行预测。③利用回归方程进行控制。

8.2.4 直线相关和回归的区别与联系

1）区别：

（1）资料上：相关要求 X 与 Y 均为随机变量，且 X 和 Y 服从双变量正态分布。

（2）回归要求 Y 为随机变量，服从正态分布。此时，若 X 人为取值，称 I 型回归；若 X 也为随机变量，且服从正态分布，称 II 型回归。

（3）应用上：说明变量间的依存变化关系用回归；说明变量间的相互变化关系用相关。

2）联系：

（1）对于同一组资料，r 与 b 正负号一致。

（2）对于同一组资料，r 与 b 的假设检验等价，$t_r = t_b$。

（3）用回归解释相关，R^2 称为决定系数。

$$R^2 = r^2 = \frac{l_{XY}^2}{l_{XX}l_{YY}} = \frac{l_{XY}^2/l_{XX}}{l_{YY}} = \frac{SS_{回}}{SS_{总}}$$

8.2.5 相关与回归分析应注意的问题

（1）拟进行相关或回归分析的研究问题要有实际意义。

（2）相关关系不一定是因果关系，可能仅是变量间表面上的伴随关系。

（3）不能只根据相关系数绝对值的大小来推断两变量之间有无相关及相关的密切程度，而必须进行相关系数的假设检验。

（4）不能把相关系数有统计学意义误解为两事物或现象相关的密切程度。

（5）回归方程所展示的回归关系一般只适用于自变量 X 实测数据的取值范围内，不能随意外推。

（6）进行回归和相关分析之前需先绘制散点图，一是观察坐标点的分布趋势是否呈直线，二是观察数据中有无异常点（outlier），即远离其他众散点的观察点。

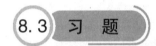

8.3 习 题

8.3.1 选择题

A1 型（单句型最佳选择题）

（1）积矩相关系数 $\rho = 0$ 时，宜表述为_____。

A. 两变量间不存在任何关系

B. 两变量间存在线性关系，不排除也存在某种曲线关系

C. 两变量间存在曲线关系

D. 两变量间的关系不能确定

E. 两变量间不存在线性关系，但不排除存在某种曲线关系

（2）在相关系数的假设检验中，P 值越小，则_____。

A. 两变量间的相关性越大   B. 两变量间的相关性越小

C. 认为总体具有线性相关的理由越充分   D. 抽样误差越小

E. 抽样误差越大

（3）直线相关分析可用于研究下列哪个数量关系？_____。

A. 儿童的性别与体重   B. 儿童的身高与体重

C. 儿童的性别与血型   D. 母亲的职业与儿童的智商

E. 母亲的职业与血型

（4）已知 $r = 0$，则一定有_____。

A. $b = 1$ B. $a = 1$ C. $l_{Y \cdot X} = 0$ D. $l_{YY} = 0$ E. $l_{Y \cdot X} = l_{YY}$

（5）某医师拟制作标准曲线，用光密度值来推测食品中亚硝酸盐的含量，应选用

的统计方法是_____。

    A. 单因素方差分析   B. 回归分析   C. 相关分析

    D. χ^2 检验   E. t 检验

（6）在直线回归分析中，回归系数 b 的绝对值越大，则_____。

    A. 所绘散点越靠近回归线   B. 所绘散点越远离回归线

    C. 回归线在 Y 轴上的截距越大   D. 回归线对 X 轴越平坦

    E. 回归线对 X 轴越陡

（7）一组资料同时满足直线相关分析和直线回归分析条件，同时做以上两种分析，回归系数 b 大的那一组_____。

    A. 相关系数 r 也较大   B. 相关系数 r 较小

    C. 两变量相关较密切   D. 两变量相关较不密切

    E. 回归系数 b 的大小对相关系数 r 无直接影响

（8）直线回归分析中，仅有 1 个自变量的情况下，对总体回归系数 β 是否为 0 作 t 检验，其自由度是_____。

    A. n B. $n-1$ C. $n-2$ D. $2n-1$ E. $2n-2$

（9）在求出 Y 关于 X 变化的线性回归方程后发现，将原始数据中的某一点（X_k，Y_k）的横坐标值 X_k 代入方程所得的 $\hat{Y} \neq Y_k$，则可以认为_____。

    A. 此现象正常   B. 此现象无法解释   C. 计算有错误

    D. X 与 Y 之间呈非线性关系   E. X 与 Y 之间呈线性关系

（10）对兔子注射某药物后（根据研究需要确定 4 个药物浓度），测得 12 组代谢产物与对应的药物浓度的数据，计算出两变量间的相关系数 r，并作假设检验得 $P > 0.05$，结论认为两变量间无任何关系。这个结论存在的主要问题是_____。

    A. 样本例数不够多   B. 没有绘制散点图   C. 可能存在非线性相关

    D. 应做回归分析   E. 可能计算有误

A2 型（病例摘要型最佳选择题）

（11）有一组资料作相关分析，$r = 0.44$，若对该资料作回归分析，b 的取值是____。

    A. $b > 0.44$ B. $b < 0.44$ C. $b = 0.44$

    D. 无法计算 b E. b 与 r 的关系不确定

（12）有一组资料作相关分析，t 检验结果为 $t_r = 4.04$，若对该资料作回归分析，t_b 应是_____。

    A. $t_b > 4.04$ B. $t_b < 4.04$ C. $t_b = 4.04$

    D. $t_b \neq 4.04$ E. t_b 与 t_r 的关系不确定

（13）关于胰岛素和空腹血糖关系的回归分析中，在散点图中绘制出的回归直线如图 8-1 所示，则该回归方程的斜率可能是_____。

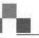

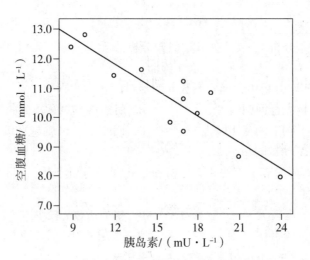

图 8-1　胰岛素和空腹血糖的散点图及回归直线

A. $b = 0$　　　B. $b = 13$　　　C. $b = 7$　　　D. $b = 0.3$　　　E. $b = -0.3$

（14）对四组数据进行直线相关分析，获得图 8-2 散点图，则四组数据相关系数的关系为_____。

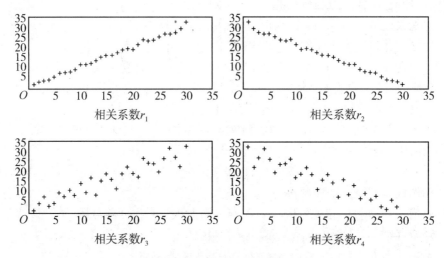

图 8-2　四组数据的相关系数示意

A. $r_4 < r_2 < 0 < r_1 < r_3$　　　B. $r_2 < r_4 < 0 < r_1 < r_3$　　　C. $r_2 < r_4 < 0 < r_3 < r_1$

D. $r_4 < r_2 < 0 < r_3 < r_1$　　　E. $r_1 < r_2 < r_3 < r_4$

（15）4 位研究者根据各自的样本数据研究变量 X 和 Y 之间的关系，分别得到以下 4 个结论：① Y 与 X 正相关，回归方程为：$\widehat{Y} = -6.234 + 2.347X$；② Y 与 X 正相关，回归方程为：$\widehat{Y} = -3.347 - 5.648X$；③ Y 与 X 负相关，回归方程为：$\widehat{Y} = -8.493 + 5.437X$；④ Y 与 X 负相关，回归方程为：$\widehat{Y} = -4.578 - 4.326X$。

其中不正确的是_____。

A. ①②　　　　B. ①③　　　　C. ②③　　　　D. ③④　　　　E. ②④

8.3.2 判断题

（1）直线相关和回归分析均要求每个个体值之间相互独立。（　　）

（2）若在总体中两条回归直线重合，则相应的总体相关系数也一定相等。（　　）

（3）在直线回归分析中，个体 Y 值的容许区间比 $\mu_{\hat{Y}}$ 的置信区间更宽。（　　）

（4）直线回归分析中，当回归系数越大，则方程的拟合效果越好。（　　）

（5）相关关系和回归关系都是一种确定性的关系，也是一种因果关系。（　　）

8.3.3 简答题

（1）直线相关系数 r 经检验有统计学意义，P 值很小，是否意味着两变量间有很强的线性关系？

（2）有人将直线相关系数 r 的绝对值 $|r|$ 分为三个等级 <0.4，$0.4 \sim 0.7$，>0.7，分别表示低、中、高度相关，你是否同意？

（3）Pearson 积矩相关与 Spearman 等级相关有何异同？

（4）等级相关的适用条件是什么？

（5）什么是剩余标准差？其作用如何？

（6）应用直线相关和回归时应注意哪些问题？

（7）请简述直线相关分析的步骤。

（8）请简述直线相关系数和直线回归系数的区别和联系。

8.3.4 计算分析题

1）为了探讨镉对机体免疫功能的影响，分别对每组 20 只 lace 小鼠分别以剂量为 $0.3 \, \text{mg/(kg·d)}$、$1.2 \, \text{mg/(kg·d)}$、$2.4 \, \text{mg/(kg·d)}$ 的氯化镉胃染毒 14 天，以 20 只未施染毒的小鼠为对照，分别测定小鼠脾淋巴细胞内钙调素含量（$10^5 \, \text{ng/kg}$）如表 8 - 1 所示。

表 8 - 1 染毒剂量与钙调素含量的分组信息

染毒剂量/[mg·(kg·d)⁻¹]	样本量	钙调素含量/(ng·kg⁻¹)
对照组（0）	20	$(5.38 \pm 2.86) \times 10^5$
0.3	20	$(4.68 \pm 2.82) \times 10^5$
1.2	20	$(4.32 \pm 2.26) \times 10^5$
2.4	20	$(3.70 \pm 2.67) \times 10^5$

对这份资料，研究人员以各组的染毒剂量和钙调素的均数计算了相关系数（$r = -0.999\,6$，$P < 0.05$），得到的结论为染毒剂量与钙调素含量呈负相关。请问：该分析方法及结论是否正确？为什么？

2）某医生收集了 29 例 2 型糖尿病患者的 BMI（kg/m^2）和病程年数 $Dura$（年），结果见表 8 - 2。为探讨两变量间关系，对此数据计算了 Pearson 相关系数，得到相关系

数 $r = 0.285$（$P = 0.133$），故认为两变量间无直线相关。后来有人建议按照每个观测值是否大于两变量各自的均数分别将这两个变量转化为分类变量，即按照 BMI 是否大于其均数 24.7 分为 $Y_1 = 1$（$BMI < 24.7$）和 $Y_1 = 2$；病程年数 $Dura$ 是否大于其均数 6.94 分为 $Y_2 = 1$（$Dura < 6.94$）和 $Y_2 = 2$；这样就把原始变量 BMI 和 $Dura$ 转换为新的两个二分类变量 Y_1 和 Y_2，对 Y_1 和 Y_2 整理成四格表数据进行关联性检验，得到 $\chi^2 = 7.535$（$P = 0.006$），故此时认为两变量事实上存在高度相关。请对以上统计分析方法及其结论做出评价，应如何分析并解释结果。

表 8-2　29 例二型糖尿病患者的体重指数 BMI 和病程年数 $Dura$

$BMI/(kg \cdot m^{-2})$	Y_1	$Dura$/年	Y_2	$BMI/(kg \cdot m^{-2})$	Y_1	$Dura$/年	Y_2
19.031 14	1.00	15.0	2.00	24.489 80	1.00	12.0	2.00
19.031 14	1.00	2.9	1.00	25.221 37	2.00	2.3	1.00
19.486 96	1.00	4.0	1.00	25.711 66	2.00	7.0	2.00
20.811 65	1.00	4.0	1.00	25.925 93	2.00	8.0	2.00
21.107 27	1.00	4.0	1.00	26.395 80	2.00	9.0	2.00
22.857 14	1.00	5.0	1.00	26.446 28	2.00	7.0	2.00
23.323 42	1.00	5.0	1.00	26.989 62	2.00	12.0	2.00
23.374 73	1.00	6.0	1.00	27.217 30	2.00	3.0	1.00
23.388 69	1.00	3.0	1.00	27.458 65	2.00	16.0	2.00
23.808 69	1.00	6.0	1.00	27.990 36	2.00	10.0	2.00
24.139 60	1.00	5.0	1.00	28.405 50	2.00	20.0	2.00
24.221 45	1.00	10.0	2.00	28.408 16	2.00	4.0	1.00
24.221 45	1.00	3.0	1.00	28.727 38	2.00	10.0	2.00
24.337 48	1.00	2.0	1.00	29.387 76	2.00	3.0	1.00
24.382 37	1.00	6.0	1.00				

3）某研究者调查了某单位某年 76 例 25～60 岁的健康男性，检测了每人的血清胆固醇和血清甘油三酯等数据，并绘制了散点图（图 8-3），经相关分析，得 $r = 0.302$，$P < 0.01$，认为血清胆固醇 Y 与血清甘油三酯 X 非常显著地正相关，由此建立了线性回归模型 $\hat{Y} = 3.886 + 0.376X$。得出结论，可以利用此模型根据血清甘油三酯含量推测血清胆固醇含量。

问题：

（1）该研究用直线相关分析的检验结果来代替直线回归分析的检验结果是否可行？

（2）从散点图来看，该研究用线性回归方程来表达血清胆固醇与血清甘油三酯之间的数量变化关系是否合理？

（3）该研究建立的线性回归模型实际意义有多大？

（4）指出此研究的缺陷。

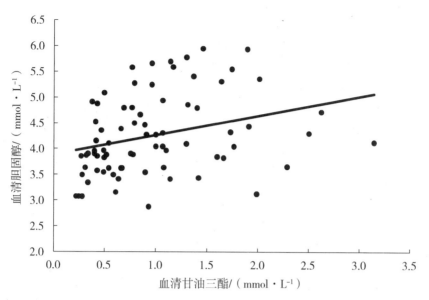

图8-3 76例男性的血清胆固醇与血清甘油三酯的散点图及回归直线

8.4 SPSS 应用

8.4.1 直线相关分析

例8-1 某医生测得15名正常成年男性的血浆清蛋白含量及其血红蛋白含量，测量结果见表8-3。试分析两变量是否存在相关？如果有相关，其相关的方向及密切程度又如何？

表8-3 15名正常成年男性的血浆清蛋白含量及其血红蛋白含量

单位：g/L

编号	血浆清蛋白含量	血红蛋白含量	编号	血浆清蛋白含量	血红蛋白含量
1	35.4	120.1	9	35.6	108.2
2	36.3	121.2	10	34.5	105.3
3	38.6	127.8	11	35.5	108.7
4	37.4	126.7	12	36.5	112.6
5	36.6	120.9	13	34.8	109.4
6	34.4	117.8	14	35.7	108.6
7	34.5	110.6	15	34.8	105.4
8	34.2	109.3			

（1）调用数据文件（图8-4）。

血红蛋白含量（X）	血浆清蛋白含量（Y）
120.10	35.40
121.20	36.30
127.80	38.60
126.70	37.40
120.90	36.60
117.80	34.40
110.60	34.50
109.30	34.20
108.20	35.60
105.30	34.50
108.70	35.50
112.60	36.50
109.40	34.80
108.60	35.70
105.40	34.80

图8-4　例8-1的数据

（2）绘制散点图。选择 Graphs → Legacy Dialogs → Scatter/dot… → Simple Scatter，弹出对话框（图8-5）。

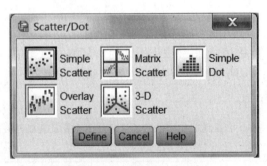

图8-5　Scatter/Dot 对话框

Scatter/Dot 主对话框有五种选择：Simple Scatter 是简单散点图，只显示一对相关变量的散点图；Overlay Scatter 是重叠散点图，可显示多对相关变量的散点图；Matrix Scatter 在矩阵中显示多个相关变量之间的散点图；3-D Scatter 是三维散点图，可显示三个变量之间的散点图；Simple Dot 是简单的点图，对某一变量按照某分类画点图。本例选择 Simple Scatter，点击 Define，进入下一对话框（图8-6）。选择血浆清蛋白含量进入 Y 轴，血红蛋白含量进入 X 轴，点击 OK。

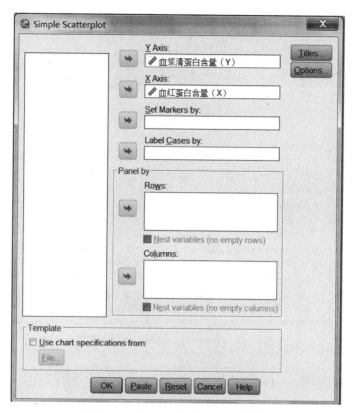

图 8 - 6　Simple Scatterplot 对话框

（3）直线相关分析。调用相关分析过程：$\boxed{\text{Analyze}}$ → $\boxed{\text{Correlate}}$，$\boxed{\text{Correlate}}$ 下有 Bivariate、Partial 和 Distances 三种选择。Bivariate 过程是 Correlate 菜单中用得最多的一个过程，它用于两个变量间的线性相关分析；Partial 过程是偏相关分析，是在控制其他变量影响的情况下分析某两个变量的相关性，所计算出的相关系数为偏相关系数；Distances 过程是距离分析，是按照各种统计测量指标来计算各个变量（或记录）间的相似性或不相似性（即距离），从而为以后继续进行聚类分析等提供信息，以帮助分析复杂的数据集。

Bivariate Correlations 对话框见图 8 - 7，将相应的变量选进右边窗口。

Pearson：进行直线相关分析，即最常用的参数相关分析，默认输出项。

Kendall's tau-b：计算 Kendall's 等级相关系数，这是一个反映分类变量相关性的指标，只能在两变量均属于有序分类时使用。

Spearman：计算 Spearman 相关系数，即最常用的非参数相关分析（秩相关）。

Test of Significance 选项用于确定是进行相关系数的单侧（One-tailed）或双侧（Two-tailed）检验，一般选双侧检验。Flag significant correlation 选中用于要求结果中用星号标记有统计学意义的相关系数。当 $P < 0.05$ 时，在系数旁标记一个星号；$P < 0.01$ 则标记两个星号。对话框用于选择需要计算的描述统计量和统计分析。

点击 $\boxed{\text{Options}}$ 选项，选择描述性统计量的计算，弹出对话框（图 8 - 8）。

医学统计学实习指导

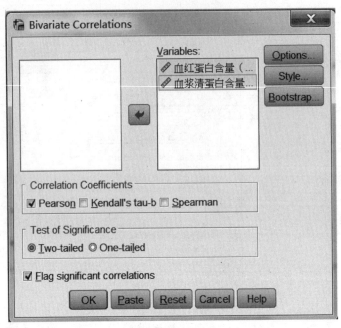

图 8 - 7　Bivariate Correlations 对话框

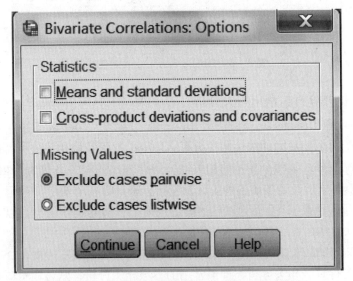

图 8 - 8　　Bivariate Correlations：Options 对话框

Statistics 可选的描述统计量：

· Means and standard deviations：每个变量的均数和标准差。

· Cross-product deviations and covariances：各变量的离均差平方和及协方差阵。

Missing Values：定义分析中对缺失值的处理方法。

· Exclude cases pairwise：不分析计算某统计量时有缺失值的记录。

· Exclude cases listwise：不分析有任一缺失值的记录。

（4）主要结果（图 8 - 9、图 8 - 10）与解释。

122

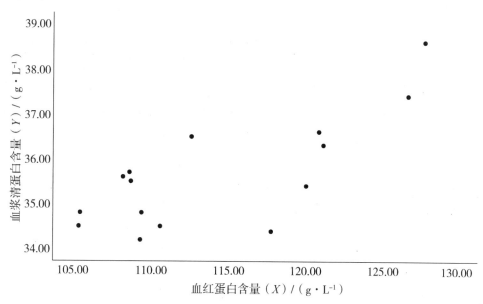

图 8 - 9 15 名正常成年男性血浆清蛋白及血红蛋白散点图

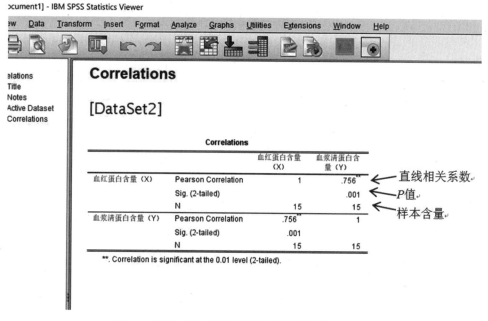

图 8 - 10 直线相关分析主要结果

由图 8 - 9 可见，两个变量间呈正向的线性趋势，无异常值。

由图 8 - 10 可见，15 名正常成年男性血红蛋白含量与血浆清蛋白含量的直线相关系数 $r = 0.756$，经假设检验 $P = 0.001$，按 $\alpha = 0.05$ 的水准，拒绝 H_0，接受 H_1，认为正常成年男性的血红蛋白含量与血浆清蛋白含量之间存在正的直线相关关系。

8.4.2 等级相关分析

例8-2 在肝癌病因学研究中，某研究者调查了某地 14 个乡的肝癌死亡率（1/10 万）与食物中黄曲霉毒素相对含量（最高含量为 10 mmol/L），结果见表 8-4。试做相关分析。

表8-4 某地14个乡肝癌死亡率与黄曲霉毒素相对含量

乡编号	1	2	3	4	5	6	7	8	9	10	11	12	13	14
黄曲霉素相对含量 (X) /(mmol·L^{-1})	0.6	1.1	1.7	2	2.6	3.1	3.7	4	4.8	5.1	5.4	5.7	5.9	10
肝癌死亡率 (Y) /(1/10 万)	20.5	18.6	14.9	15.2	28.4	25.8	46.6	27.3	26.7	61.5	46.1	34.2	77.6	55.1

（1）调用数据文件（图 8-11）。

黄曲霉素相对含量（X）	肝癌死亡率（Y）
.60	20.50
1.10	18.60
1.70	14.90
2.00	15.20
2.60	28.40
3.10	25.80
3.70	46.60
4.00	27.30
4.80	26.70
5.10	61.50
5.40	46.10
5.70	34.20
5.90	77.60
10.00	55.10

图 8-11 例 8-2 的数据

（2）秩相关分析。调用过程：Analyze → Correlate → Bivariate，弹出 Bivariate Correlations 对话框（图 8-12）。将 X（黄曲霉素相对含量）和 Y（肝癌死亡率）选入 Variables，选中 Spearman，点击 OK。

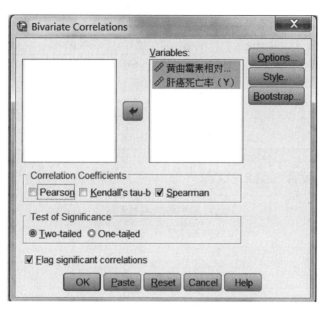

图 8 - 12　Bivariate Correlations 对话框

（3）主要结果（图 8 - 13）与解释。

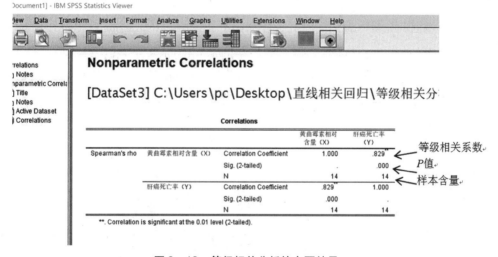

图 8 - 13　等级相关分析的主要结果

黄曲霉素相对含量与肝癌死亡率的等级相关系数 $r_s = 0.829$，经假设检验 $P < 0.001$，按 $\alpha = 0.05$ 的水准，拒绝 H_0，接受 H_1，认为黄曲霉素相对含量与肝癌死亡率之间有正向的等级相关关系。

8.4.3　直线回归分析

例 8 - 3　某医生欲研究儿童身高（cm）与肺泡无效腔容积（mL）的关系，分别测量了 10 名儿童的身高与肺泡无效腔容积，测量结果见表 8 - 5，试对该资料进行回归分析。

表 8 - 5　10 名儿童的身高与肺泡无效腔容积的观测数据

编号	身高/cm	肺泡无效腔容积/mL	编号	身高/cm	肺泡无效腔容积/mL
1	110	34	6	137	51
2	112	46	7	147	65
3	122	62	8	150	56
4	123	56	9	154	70
5	130	60	10	155	62

（1）调用数据文件（图 8 - 14）。

身高（X）	肺泡无效腔容积（Y）
110.00	34.00
112.00	46.00
122.00	62.00
123.00	56.00
130.00	60.00
137.00	51.00
147.00	65.00
150.00	56.00
154.00	70.00
155.00	62.00

图 8 - 14　例 8 - 3 的数据

（2）绘制散点图，操作步骤同例 8 - 1。

（3）直线回归分析。调用回归分析过程：$\boxed{\text{Analyze}}$ → $\boxed{\text{Regression}}$，$\boxed{\text{Regression}}$ 下有 linear（线性）、curve estimation（曲线估计）、logistic probit（正态概率单位）、nonlinear（非线性）、weight estimation（加权估计）、2-stage least square（两阶段最小二乘估计）、optimal scaling（最优尺度回归分析）等选择。本例选择 $\boxed{\text{Linear}}$，出现 Linear Regression 对话框（图 8 - 15）。

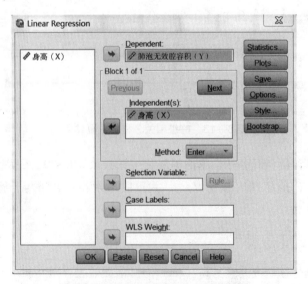

图 8 - 15　Linear Regression 对话框

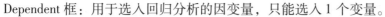

Dependent 框：用于选入回归分析的因变量，只能选入 1 个变量。

Block 框：用于在多重回归中，选择不同的自变量、因变量或不同的变量筛选方法（如 enter、forward 等）来建立回归模型。可以用 Previous 与 Next 来调用不同的 Block。

Independent（s）框：选择 1 个或多个自变量。对于简单线性回归，仅有 1 个自变量。

Method 框：是设定模型中自变量的筛选方法（用于多重线性回归，这里不详细介绍）。

Selection Variable 框：选择 1 个变量，用 $\boxed{\text{Rules}}$ 按钮打开对话框，建立选择条件，在回归分析时只有符合该条件的变量才进行分析，此框的功能和利用 $\boxed{\text{Data}}$ → $\boxed{\text{Selection Case}}$ 过程来选择变量功能相同，不同的是 Selection Variable 只是在当前的回归分析中有效，而 Selection Case 却一直有效。

Case Labels 框：选择 1 个变量，其值作为每条记录的标签。

WLS 按钮：单击此按钮，选择 1 个作为权重的变量进入对话框后，根据权重变量值的不同，就会对每条记录进行加权，因变量或自变量不能再作为权重变量，如果权重变量的值是非正或缺失值，相应的记录将被删除。

点击 $\boxed{\text{Statistics}}$，弹出子对话框，如图 8-16 所示，选择需要输出的统计量。

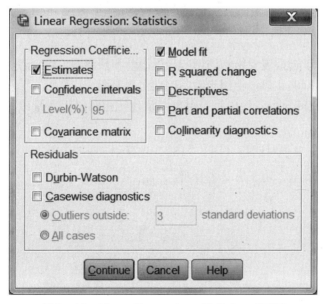

图 8-16 Linear Regression：Statistics 对话框

Regression Coefficients 框：选中 $\boxed{\text{Estimates}}$ 可输出回归系数 b、b 的标准误、标准化回归系数 beta、t 值和 P 值。选中 $\boxed{\text{Confidence intervals}}$ 可输出每一个非标准化回归系数的 95% 可信区间。选中 $\boxed{\text{Covariance matrix}}$ 可输出非标准化回归系数的协方差矩阵、各

变量的相关系数矩阵。

与模型拟合及其效果有关的选择项：Model fit、R squared change、Descriptive、Part and partial correlations、Collinearity diagnostics 等。

Residuals 框：用于输出残差分析的选择项。可选的有 Durbin-Watson 残差序列相关性检验、超出规定的 n 倍标准误的残差列表。

点击 Plots，出现子对话框（图 8 - 17），进行残差图绘制。

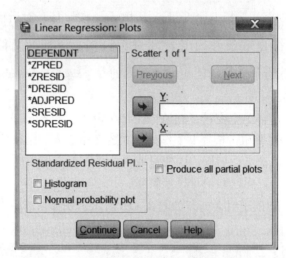

图 8 - 17　Linear Regression：Plots 子对话框

Scatter 组：用于选择需要绘制的回归分析诊断和预测图。

Standardized Residual Plots：用于绘制标准化残差图。

Produce all partial plots：输出每一个自变量残差相对于因变量残差的散点图，主要用于回归诊断。

点击 Save，出现子对话框（图 8 - 18），选择用于保存在资料窗口的回归分析过程中产生的一些结果变量，用于进一步分析。

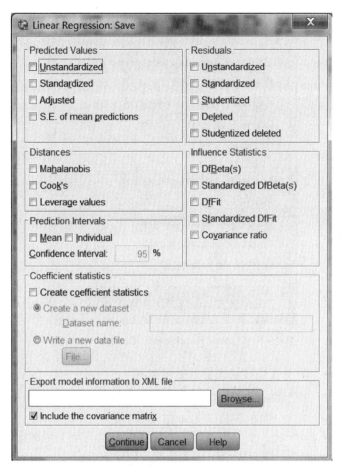

图 8 – 18　Linear Regression：Save 子对话框

Predicted Values：预测值。

·Unstandardized：非标准化预测值。

·Standardized：标准化预测值。

·Adjusted：经调整的预测值。

·S. E. of mean predictions：预测值均值的标准误。

Residuals：残差，用于模型诊断。

Distances：给出一系列用于测量数据点离拟合模型距离的指标。

Influence Statistics：提供一些专门用于判断强影响点的统计量。

Prediction Intervals：要求给出均数的置信区间或个体参考值范围的上下界，默认为 95% 区间，用户可以自己设定概率值。

Export model information to XML file：将模型信息存入 XML 文件以便进一步分析。

点击 Option，出现对话框，如图 8 – 19 所示，对回归分析中变量和观测值的纳入标准进行定义。

Stepping Method Criteria：设置变量的进入和排除标准，可按 P 值或 F 值来设置。

Include constant in equation：用于决定是否在模型中包括常数项，默认为包括常数项。

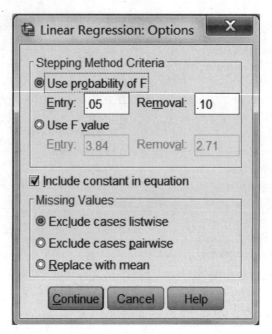

图 8 –19   Linear Regression：Options 子对话框

Missing Values：用于选择对缺失值的处理方式。

·Exclude cases listwise：不分析任一选入变量有缺失值的记录（无论该缺失变量最终是否进入模型）。

·Exclude case pairwise：不分析最终进入模型的变量有缺失值的记录。

·Replace with mean：将缺失值用该变量的均值代替。

（4）主要结果（图 8 –20、图 8 –21）与解释。

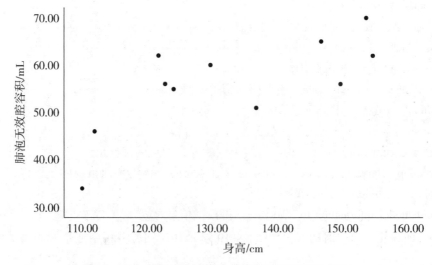

图 8 –20   10 名儿童身高与肺泡无效腔容积散点图

由图 8 – 20 可见，10 名儿童身高和肺泡无效腔容积之间有正向的线性趋势，无异常值。

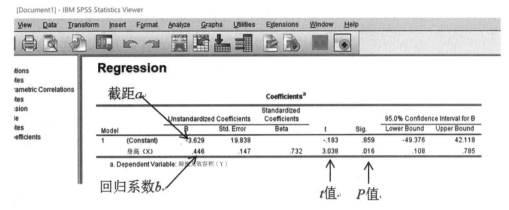

图 8 – 21 直线回归分析主要结果

截距 $a = -3.629$，回归系数 $b = 0.446$［身高（X） – B］，对回归系数进行假设检验 $P = 0.016$，按 $\alpha = 0.05$ 的水准，拒绝 H_0，接受 H_1，认为该校儿童身高和肺泡无效腔容积之间存在直线回归关系。拟合的回归方程为 $\widehat{Y} = -3.629 + 0.446X$。

8.5 习题参考答案

【选择题】
（1）E （2）C （3）B （4）C （5）B （6）E （7）E （8）C
（9）A （10）D （11）E （12）C （13）E （14）C （15）C

【判断题】
（1）对 （2）错 （3）对 （4）错 （5）错

【简答题】
（1）否。P 值的大小并不能说明两变量间线性关系的强弱。线性关系的强弱由线性相关系数 ρ 的大小（可由样本相关系数估计总体相关系数 ρ 的置信区间）决定。

（2）不同意。不能单凭样本的相关系数数值的大小来判断相关密切程度。

（3）不同点：Pearson 积矩相关与 Spearman 等级相关的应用条件不同，前者要求数据服从双变量正态分布，属于参数方法；而后者可不满足正态分布条件，为非参数法。相同点：都用来解决两变量间的线性相关程度的大小，相关系数的含义、单位、取值范围一致，且计算公式相同，不过一个直接用原始的定量数据，另一个则要用等级数据。

（4）等级相关常用于下列资料：①不服从双变量正态分布而不宜作积差相关分析；②总体分布类型未知；③原始数据是用等级表示的。

（5）剩余标准差为各观察值 Y 距回归线（$\widehat{Y}$）的标准差，用 $S_{Y,X}$ 表示，反映 X 的影

响被扣除后 Y 的变异。

（6）应用直线相关和回归分析的注意事项见本章 8.2.5 "相关与回归分析应注意的问题"。

（7）直线相关分析的步骤：①绘制散点图判断线性趋势，并判断资料是否服从双变量正态分布。②如符合，求解 Pearson 相关系数。③对相关系数进行假设检验，做出结论。

（8）直线相关和回归的区别与联系见本章 8.2.4 "直线相关和回归的区别与联系"。

【计算分析题】

1）要点：该分析方法不正确。研究者在做相关分析时，使用了每组的钙调素的均数和染毒剂量进行分析，会出现均数回归的问题。将每组 20 个数据用均数代替，从而丢失了原始数据的大量信息，实质上只用了 4 个样本数据点进行相关分析，且均数本身就是集中趋势的体现，通过组均数代替个体值所获得的相关系数一定大于由个体值计算的相关系数，相关系数的检验也更可能出现 P 值小于检验水准的情况。更重要的是，染毒计量是人为设定的，并不是随机变量，不满足直线相关分析的前提条件。

2）要点：两个变量之间的相关分析要依据变量的类型和相关分析方法的前提条件来正确地选择方法。

本例中体重指数 BMI 和年数 $Dura$ 是两个连续型变量，因此，首选的参数统计分析方法是直线相关分析，即计算 Pearson 积矩相关系数，进行假设检验。如果资料不服从双变量正态分布，要经过取对数等方法进行数据转换后，再进行线性相关分析。如果数据转换后仍然不能满足双变量正态分布的条件，考虑用 Spearman 秩相关来分析。

作者所使用的将两个连续型变量转换成二分类变量，再进行分类资料关联性分析的方法，显然是错误的。由于连续型变量转换成二分类变量损失了大量的信息，且这种二分类的临界点设置也没有科学依据，因此，尽管其后所作的统计分析方法正确，但是这个结果仍然值得怀疑。另外，关联性分析评价相关性强弱时，不仅需要考虑假设检验的结果，还需进一步计算关联系数等指标，进行综合判断。

3）要点：

（1）可行。因为对同一资料，总体相关系数 ρ 的假设检验与总体回归系数 β 的假设检验是等价的。

（2）从散点图来看，散点的分布形状不是典型的椭圆类型，而是近似圆形，说明血清胆固醇与血清甘油三酯之间的线性关系不明显，因此用线性回归分析二者间的数量变化关系较牵强。

（3）该研究虽然得到了有统计学意义的线性回归模型，但 $R^2 = 0.302^2 = 0.091$ 太小，说明解释变量只有不到 10% 的信息来反映反应变量的变异，因此，该线性回归模型的实际意义不大。

（4）本研究的缺陷有：①忽视了散点图给出的血清胆固醇与血清甘油三酯之间的关系特点的重要信息。②大样本的相关或回归分析容易得到 P 值小于显著水准的结果，即使二者之间实际没有这种关系。本研究恰恰就是由于大样本数据获得了有统计学意义的结果，掩盖了血清胆固醇与血清甘油三酯之间本来弱相关的特性。③错误地把统计学意义当成实际意义。有统计学意义不等于有实际意义，统计学意义只是表明拒绝零假设的概率小于显著水准值，即得到了总体回归系数 β 不为零的结论，而实际意义则代表了回归贡献的大小，前者是指检验概率 P 的大小，后者是指决定系数的大小。只有把二者结合起来分析才能全面、合理地反映研究结论。

（曾芳芳）

第9章 调查设计

9.1 **目的要求**

（1）掌握调查设计的主要内容。

（2）掌握常用的调查设计的抽样方法。

（3）熟悉调查研究的质量控制。

（4）了解常用的抽样方法的样本量估算。

9.2 **重点难点**

9.2.1 调查设计的主要内容

对客观存在的现象进行直接或间接的询问和观察的研究方法统称为调查。调查设计就是对整个调查研究作出完整的计划，包括资料的搜集、整理和分析。调查设计的主要内容包括调查目的与指标、调查对象和观察单位、调查范围、调查项目与调查表设计、调查方式、资料搜集方式等。

9.2.1.1 调查目的和指标

调查目的应当十分明确。从统计学角度，调查研究的目的常归纳为两个：一是了解总体参数，用以说明总体特征；二是确定研究事物之间的关联。调查指标的选取要以调查目的为依据，结合研究需要和实际调查的可行性，遵循以下原则：灵敏度与特异度高、客观性强、精确性高。一般情况下，优先选择更具体、能够提供更多信息量的定量指标，要谨慎确定选取指标的数量，不要贪多求全，否则既浪费人力、财力和时间，又影响资料的准确性。

9.2.1.2 调查对象、范围与观察单位

首先，根据调查目的确定所要研究的总体，划清调查总体的同质范围。调查范围包括空间范围，即要调查哪些地区的事物；时间范围，即要调查什么时间发生的现象；以及数量范围，即需要观察的例数。

其次，确定观察单位，观察单位是指组成总体或样本的个体。不同研究可以有不同的观察单位，如调查对象为某地某年全部常住人口，则观察单位是每个人；如调查目的为某地区医院的服务质量，则观察单位可以是每个医院。

9.2.1.3 调查项目与调查表设计

调查项目包括分析项目与备查项目。分析项目直接用于整理计算调查指标，提供相应数据以供分析；备查项目通常不直接用于分析，是为了保证分析项目填写的正确完整，便于复核及更正而设置，如调查个体的姓名与住址，调查员的姓名与调查日期等。调查项目的设置应该遵循以下原则：①避免不确切的表述；②避免判定性的问题；③避免引导性的问题；④避免难堪或禁忌的敏感问题；⑤避免笼统和抽象的问题；⑥避免多重问题；⑦通俗易懂，尽量做到不加说明或少加说明即能准确理解。调查项目的答案设置类型及优缺点见表9-1。

表9-1 常见的调查项目答案类型及优缺点

	封闭式回答	开放式回答
内容	（1）无序定性回答。列出所有可能的答案，调查对象选择其一，如性别； （2）有序定性回答。列出不同程度的答案，调查对象选择其一，如教育程度为小学及以下/初中/高中/大学及以上； （3）有序定量回答。采用模拟线性评分方法，让调查对象在他们认为适当的线性尺度上作出标记。例如，请您自评健康状况： 0 1 2 3 4 5 6 7 8 9 10 "0"表示健康状况很不好；"10"表示健康状况很好	不预先给出固定答案，让调查对象自由说出自己的情况和想法，如填写身高、体重，询问既往病史等
优点	答案标准化，容易回答，节省时间，拒答率低，综合汇总方便	始于设计者不了解答案有哪些，或答案选项过多，难于一一列出
缺点	调查对象容易随便选答而失真，调查员容易圈错答案	分类资料不便汇总，增加调查时间，不便于调查对象作答

调查表是在正式调查前制作的包含各调查项目的书面材料，可以是简单的调查提纲，可以是包括若干问题的调查表格，也可以是标准的测量量表，统称为问卷。调查表由标题、说明、被访者基本情况、主要内容、编码、调查作业证明的记载等构成。大型复杂的调查应编制一份详细的填表说明，供调查员培训使用和调查时查阅。调查表中所有需要计算机录入分析的项目的全部回答选项，包括缺失值，均应设置适当代码。

调查表中调查项目的排列顺序应该符合逻辑，按照先易后难，封闭式回答在前，开放式回答及敏感项目在后的原则排列。

9.2.1.4 资料搜集方式

常见的资料搜集方式及优缺点见表9-2。

表9-2　常见的资料搜集方式及其优缺点

	直接观察法	直接采访法		间接采访法
		访问调查	自填调查	
内容	由调查员到现场对调查对象进行直接观察、检查、测量或计数来取得数据	调查员和对象面对面采访,调查员口头询问,将答案填入调查表	由调查对象本人直接填写	通过通讯或电话等方式对调查对象进行间接调查
优点	真实可信、应答率高	有利于调查对象对问题的理解与设计的要求一致,保证资料准确性;应答率较高	调查成本较低且保密	简单便捷,调查成本较低,覆盖面广
缺点	所需人力、财力较多,实施困难性较大	成本较高,易受访谈人员的主观影响	调查对象对问题的理解与设计的要求可能不一致,应答率较低	适用对象范围受限制,应答率更低,调查质量较差

9.2.1.5　调查的组织和实施

合理的调查组织计划是调查研究得以顺利实施的重要保证,包括组织领导、宣传动员、时间进度、调查员培训、任务分工与联系、经费预算、调查表和宣传资料的准备及质量控制方案等。

调查员的培训包括:①介绍本次调查的目的、计划、内容、方法等有关情况;②介绍调查的具体内容和任务;③调查问卷的培训;④模拟调查或访问;⑤建立监督、管理和互相联系的方法和规定。

在正式调查之前,需要先在小范围内进行预调查。预调查的目的在于检验调查的实用性,调查对象、方法、采访方式等与正式调查相同,根据获得的反馈对调查方案作出必要的修改调整。

9.2.2　常用的抽样方法

医学研究中常用的调查方法有普查、抽样调查和典型调查。从调查时间点上看,可分为横断面调查、回顾性调查和前瞻性调查。

普查是对总体中的每个观察单位进行调查,具有调查内容丰富、准确性高、能够得到总体参数等优点,但是由于需要对总体中的每一个观察单位进行调查,因此工作量大,需要投入大量的人力、物力、财力、时间,有时由于质量控制不严格可能产生较大的非抽样误差,导致结果的偏倚。

抽样调查又称非全面调查,指从总体中抽取一部分的观察单位组成样本,通过对样本的调查去了解总体的特征。抽样调查按抽样方式可分为概率抽样调查和非概率抽样调查。通常概率抽样调查的方法,使样本对总体有较好的代表性。与普查相比,抽样调查具有快速、省时、省力、准确性较高等优点,但是其设计、实施和资料分析较复杂。

医学调查研究中常用的概率抽样调查方法包括简单随机抽样、系统抽样、分层抽样、整群抽样。表9-3列出了这四种抽样方法的优缺点与适用范围。在实际工作中，人们常常采用综合各种抽样方法的多阶段抽样调查方法。

表9-3　常用的抽样调查方法

	简单随机抽样	系统抽样	整群抽样	分层抽样
优点	简单直观是其他抽样的基础；均数（或概率）及标准误计算简便	简便易行；易得到按比例分配的样本；样本在总体中的分布较均匀	便于组织；节省经费；容易控制调查质量	减少抽样误差；便于对不同层采用不同抽样方法；不同层可独立分析
缺点	例数较多时，编号麻烦，实际工作中难以办到；当总体变异大时，代表性不如分层抽样；样本分散，难以组织调查	观察单位按顺序有周期趋势或单调递增（减）时易产生偏差	样本例数一定时，抽样误差大于单纯随机抽样（因样本未广泛散布于总体中）	若分层变量选择不当，层内变异较大，层间均数相近，分层抽样就失去意义
适用范围	是其他抽样方法的基础，主要用于总体不太大的情形	主要用于按抽样顺序个体随机分布的情形	主要用于群间差异较小的情形	主要用于层间差异较大的对象

9.2.3　常用抽样方法的样本量估算

样本量估计就是在保证研究结果具有一定的可靠性的前提下，确定最少的样本例数。足够的样本量不仅能够使研究经济节约，而且能够保证研究的科学性。

常用的估计样本量的方法有三种：①根据经验的方法，即根据过去的研究经验估计样本量；②根据专门的公式计算样本量；③查表法，即根据已知的条件或确定的条件查专门的样本例数估计用表得到。

无论是计算法还是查表法，对于抽样调查中样本量的估算都需要事先给定3个参数，即犯第一类错误的概率 α、容许误差 δ 和衡量观察指标变异大小的统计量（总体标准差 σ 或总体概率 π）。样本量的大小与这3个参数大小的关系描述如下：

（1）α 越小，所需样本含量越多。通常规定 $\alpha=0.05$，同时还应明确是单侧或双侧检验。

（2）容许误差 δ 越小，所需的样本含量就越多。

（3）指标的变异（σ 或 π）越大，抽样误差也大，所需样本数量也就越多。

（4）α 和 δ 需要根据专业要求由研究者规定，σ 或 π 可根据查阅资料、借鉴前人的经验或预调查样本标准差或样本率来估计。

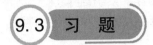

9.3.1 选择题

A1 型（单句型最佳选择题）

（1）针对敏感问题较适用的问卷调查法有_____。

A. 集中填答　　　　　　B. 深入访谈　　　　　　C. 线上匿名调查

D. 电话采访法　　　　　E. 面对面询问法

（2）下列关于调查设计的叙述正确的是_____。

A. 明确调查目的是调查研究中的核心问题

B. 调查设计出现缺陷时，均可以通过相应的统计方法弥补

C. 一旦制订了调查研究计划，在实际操作过程中，就不可以改变

D. 调查的质量控制主要在调查问卷设计阶段

E. 调查单位是指纳入调查的每个人

（3）横断面调查适用于下列哪种情况？_____。

A. 欲发现某病全部病例并提供治疗

B. 欲了解各种疾病的常年发病情况

C. 物力财力有限，不能完成大量人数的调查

D. 欲早期发现癌症患者以降低其死亡率

E. 欲了解某地一定时间内某病的患病情况

（4）概率抽样主要包括_____。

A. 单阶段抽样、多阶段抽样、雪球抽样、便利抽样

B. 简单随机抽样、分层抽样、系统抽样、整群抽样

C. 系统抽样、整群抽样、偶遇抽样、简单随机抽样

D. 多阶段抽样、分层抽样、整群抽样、机械抽样

E. 简单随机抽样、分层抽样、系统抽样、配额抽样

（5）一般情况下，下列调查方法中抽样误差最大的是_____。

A. 整群抽样　　　　　　B. 系统抽样　　　　　　C. 简单随机抽样

D. 分层抽样　　　　　　E. 以上方法相似

（6）分层抽样要求把总体分层，为了减少抽样误差，要求_____。

A. 层内个体差异小，层间差异大　　　B. 层内个体差异大，层间差异小

C. 层内个体差异小，层间差异小　　　D. 层内个体差异大，层间差异大

E. 分层完全随机

（7）已知某省山区、丘陵、平原的婴幼儿体格发育有较大的差异，现要确定该省婴幼儿体格发育有关指标的正常值范围，则抽样方法最好采取_____。

A. 简单随机抽样　　　　B. 分层抽样　　　　　　C. 机械抽样

D. 整群抽样　　　　　　E. 以上都不是

（8）抽样调查中，估计总体均数所需要样本量时至少需要确定_____。

A. 容许误差 δ，总体变异程度 σ 或变异系数 CV，第二类错误概率 β

B. 第一类错误概率 α，总体变异程度 σ 或变异系数 CV，总体均数 μ

C. 容许误差 δ，总体变异程度 σ 或变异系数 CV，第一类错误概率 α

D. 容许误差 δ，总体变异程度 σ 或变异系数 CV，总体均数 μ

E. 容许误差 δ，总体均数 μ，第一类错误概率 α

（9）所谓样本量的估算，就是要在_____。

A. 资金允许的条件下确定尽可能多的例数

B. 时间允许的条件下确定最多的例数

C. 可以说明问题的前提下确定最少的例数

D. 保证研究结论具有一定可靠性的前提下确定最少的例数

E. 不必估计，调查整个总体

（10）样本量估计中，容许误差是指_____。

A. 样本统计量值之差　　　　　B. 系统误差　　　　　C. 总体参数值之差

D. 测量误差　　　　　E. 样本统计量与总体参数之差的最大容许限度

A2 型（病例摘要型最佳选择题）

（11）在某地中老年 HIV 感染者的生命质量及影响因素研究的调查表中，属于备查项目的是_____。

A. 调查对象对自身健康水平的评分

B. 调查对象接受抗 HIV 药物治疗的治疗号

C. 调查对象接受抗 HIV 药物治疗的治疗总时长

D. 调查对象的年龄

E. 调查对象近 1 个月的精力状况

（12）下列问题及对应答案设置中最符合调查问卷设计要求的是_____。

A. 您近一个月的睡眠状况如何？

B. 您一个月吃多少克盐？

C. 您是否经常发生商业性行为？①是 ②否

D. 您是否觉得近一个月的身体状况很影响正常人际交往？①是 ②否

E. 您过去一年里是否经常饮酒？①总是，>5 次/周；②经常，3～4 次/周；③偶尔，应酬或过节才饮酒；④从不

（13）有关 2019 年广州市居民食管癌患病率的调查研究中，总体是_____。

A. 所有食管癌患者　　　　　B. 所有广州市居民

C. 2019 年所有广州市居民　　　　　D. 2019 年广州市居民中的食管癌患者

E. 2019 年广州市居民中的非食管癌患者

（14）某县有 30 万人口，其中农村人口占 80%，现预对农村妇女的计划生育状况进行现况调查，调查对象应为_____。

A. 该县所有的已婚夫妻　　　　　B. 该县所有的农村妇女

C. 该县所有的育龄期妇女　　　　D. 该县所有的已婚妇女

E. 该县所有的农村育龄期妇女

（15）为了解某校中学生近视发生率，研究者从该校 40 个班中随机抽取 10 个班，然后调查这些班中的所有学生。问此种抽样方法属于_____。

A. 简单随机抽样　　　　B. 分层抽样　　　　C. 系统抽样

D. 整群抽样　　　　E. 多阶段抽样

9.3.2　判断题

（1）调查指标的设置应该求多求全，最好加上说明。（　　　）

（2）如果采用封闭式和开放式相结合的问题，一般先设置开放性问题。（　　　）

（3）普查是比较容易取得全面资料的一种调查方法。（　　　）

（4）单纯随机抽样的实施方法包括抽签法、抓阄法和随机数字表法。（　　　）

（5）调查总体的变异程度越大，所需样本量越小。（　　　）

9.3.3　简答题

（1）请简述调查设计中资料搜集方式的分类及优缺点。

（2）请简述调查项目所包括的类别，以及设置调查项目应遵循的原则。

（3）概率抽样调查的特点是什么？其遵循什么原则？其目的是什么？

（4）常用的抽样调查方法有哪些？各有何优缺点？

（5）容许误差 δ，总体变异程度 σ 及第一类错误概率 α 如何影响抽样调查的样本量？

（6）常用的估计样本量的方法有哪些？

9.3.4　计算分析题

1）为了解我国居民健康状况及卫生服务需求，为进一步深化卫生改革提供依据，于 2013 年 8 月至 9 月国家卫生和计划生育委员会在全国范围内开展第五次国家卫生服务抽样调查。拟采用入户询问的方式，了解居民健康状况、卫生服务需要和需求量、居民卫生服务实际利用量及其影响因素、居民对卫生服务的反应性等情况。请尝试设计抽样调查方案。

2）某学者欲进行云南省 5 个主要少数民族高血压患病率的现况调查。拟采取单纯随机抽样的方法，对这 5 个少数民族按照人口数的 1/1 000 进行调查。请讨论：

（1）如果用单纯随机抽样的话，应该如何实施？

（2）用单纯随机抽样，有什么优势及缺点？

3）欲了解某县育龄妇女避孕方法的使用情况及其影响因素，可以采用什么方法？（假设该县有人口 195 000 人，育龄妇女占 30%，其中 70% 已婚）

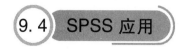

9.4 SPSS 应用

9.4.1 简单随机抽样的 SPSS 实现

例9-1 利用简单随机抽样方法从某校的 1 000 名学生中随机抽取 200 名。

方法：利用 EXCEL 和 SPSS 软件实现简单随机抽样，具体步骤如下：

步骤 1（EXCEL 软件操作）：生成 1 000 名学生的编号（如原始数据有"编号"变量，可省略本步骤）。打开一个空白的 EXCEL 表，选择任意 1 列，如 A 列。在 A1 格输入变量名 Number，在 A2、A3 格分别输入数字 1、2，然后选中 A2、A3 格，将鼠标箭头对准选中框的右下角并按下鼠标左键，按住左键并向下拖动，直到 A1001 格为止，这样就得到了代表 1 000 名学生的编号，保存文件。

步骤 2（SPSS 软件操作）：从 1 000 名学生中随机抽取 200 名。

（1）使用 SPSS 统计软件打开上述步骤 1 保存的文件，然后在菜单 $\boxed{\text{Data}}$ 的下拉子菜单中选择 $\boxed{\text{Select Cases...}}$，如图 9 - 1 所示。

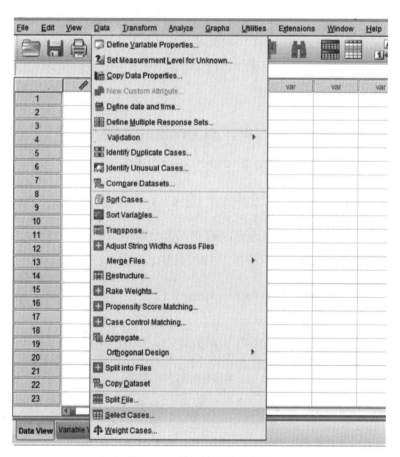

图 9 - 1　随机抽取样本菜单

（2）在打开的对话框里，选择 $\boxed{\text{Random sample of cases}}$ 和 $\boxed{\text{Delete unselected cases}}$ 功能，如图 9-2 所示。

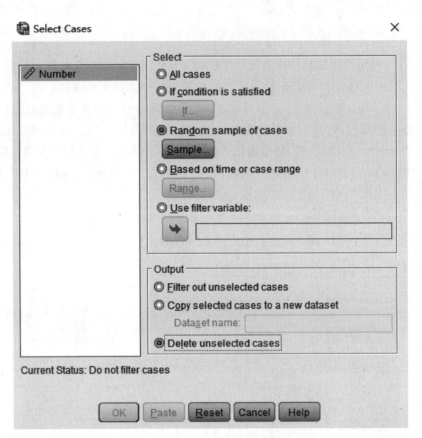

图 9-2　Select Cases 对话框

（3）点击 $\boxed{\text{Samples}}$ 按钮，弹出对话窗（图 9-3）。选择 $\boxed{\text{Exactly}}$，然后在两个空白框内分别填上 200 和 1 000。点击 $\boxed{\text{Continue}}$ 回到上一级的对话框，再点击 $\boxed{\text{OK}}$，此时数据编辑窗口中就剩下随机选中的 200 个学生的编号，见图 9-4。将文件另存。

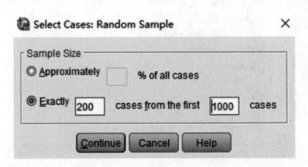

图 9-3　Select Cases：Random Sample 对话框

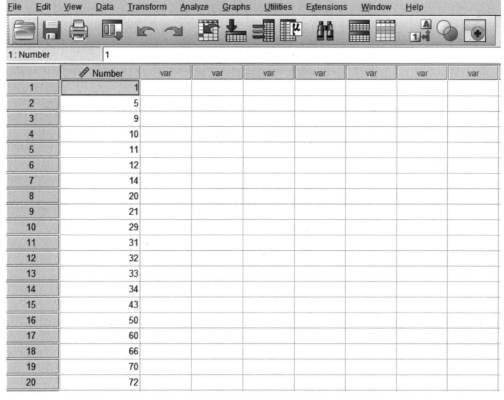

图 9 - 4　最后被随机选中的编号（前 20 名）

9.5 习题参考答案

【选择题】

（1）C　　（2）A　　（3）E　　（4）B　　（5）A　　（6）A　　（7）B　　（8）C

（9）D　　（10）E　　（11）B　　（12）E　　（13）C　　（14）E　　（15）D

【判断题】

（1）错　　（2）错　　（3）错　　（4）对　　（5）错

【简答题】

（1）见本章表 9 - 2 "常见的资料搜集方式及其优缺点"。

（2）调查项目包括分析项目与备查项目，项目的设置应该遵循以下原则：①避免不确切的表述；②避免判定性的问题；③避免引导性的问题；④避免难堪或禁忌的敏感问题；⑤避免笼统和抽象的问题；⑥避免多重问题；⑦通俗易懂，尽量做到不加说明或少加说明即能准确理解；⑧排列顺序应该符合逻辑，先易后难，先封闭式回答，后开放式回答及敏感项目。

（3）概率抽样调查的特点是部分推断总体、按随机原则抽取样本、可以事先计算并控制抽样误差。其遵循随机化原则，目的是使样本能充分反映总体情况，避免客观无意识的偏性影响，避免主观意愿的偏性影响，便于用样本信息推断总体特征。

（4）常用的抽样调查方法有简单随机抽样、系统随机抽样、分层抽样和整群抽样等。在实际工作中人们常常综合上述四种方法，采用多阶段的抽样方法。它们各自的优缺点参考样表9-3"常用的抽样调查方法"。

（5）α越小，所需样本含量越多；容许误差δ越小，所需的样本含量就越多；指标的变异σ越大，抽样误差也大，所需样本数量也就越多。

（6）常用的估计样本量的方法有三种：①根据经验的方法，即根据过去的研究经验估计样本量；②根据专门的公式计算样本量；③查表法，即根据已知的条件或确定的条件查专门的样本例数估计用表得到。

【计算分析题】

1）要点：

总的原则：保证科学性和经济性。科学性指样本地区和样本个体具有代表性；经济性指在满足科学性的前提下调查较少的样本量。

抽样方法：多阶段分层整群随机抽样。分层因素考虑经济文化等影响卫生服务和居民健康状况的综合因素。

具体的抽样方法：县（市或市区）用分层随机抽样，乡镇（街道）用分层随机抽样，村（居委会）用系统随机抽样，样本个体（户）用系统整群抽样。

2）要点：

（1）如果使用单纯随机抽样的方法，需要获得符合调查对象条件的5个主要少数民族的全体人员名单，一一编号以后，用计算机产生的随机数进行抽样。

（2）用单纯随机抽样，简单直观，指标及其标准误的计算简便。但从上面的实施过程看，实际工作中很难获得所有调查对象的名单从而进行编号。按照此方法获得的样本非常分散，难以组织调查工作。

3）按照给出的人口情况，符合调查条件的育龄妇女为58 500人，已婚人数约为40 950人，可以采取抽样调查的方法，样本量可以按当地过去的避孕率进行测算。从容易组织实施的角度看，最好采取整群抽样调查方法。以行政村为"群"，按照样本量的需求，确定行政村的数量（n），随机抽取n个行政村，调查入选行政村中所有满足调查纳入标准的已婚育龄妇女。样本量计算时还应考虑不应答率对样本量的影响，因为实际的整群抽样调查中不可能全部调查对象都愿意参加调查。

（郭　艳）

第 10 章　实验设计与临床试验

10.1　目的要求

（1）熟悉实验设计的概念及意义。
（2）掌握实验设计的基本要素和基本原则。
（3）掌握影响样本量估计的基本要素及其影响方向。
（4）了解不同实验设计的样本量估算方法。
（5）熟悉几种常用的实验设计方法。
（6）了解临床试验设计相关内容。

10.2　重点难点

10.2.1　实验设计的基本要素

实验设计的基本要素包括处理因素、受试对象和实验效应。也就是说，在实验研究中，我们关心采用什么处理因素，用于什么受试对象，最后观察什么实验效应。

10.2.1.1　处理因素

处理因素（简称为"处理"或"因素"）是指实验对象在实验过程中所具体接受的某一个因素或多个因素不同水平的组合。在单因素实验中，因素的某一水平就是一种处理；在多因素实验中，不同因素的不同水平的组合称之为处理。

确定处理因素要注意：把握实验研究中的主要因素、区分处理因素与非处理因素、处理因素应当标准化。

10.2.1.2　研究对象

研究对象是指接受研究人员施加处理的对象，可以是人或动物，也可以是指其他的材料。受试对象的选择在医学实验中十分重要，它对实验结果有着极为重要的影响。

10.2.1.3　实验效应

实验效应是指受试对象接受处理因素后所出现的实验结果。实验效应的表现可能是多方面的，必须选择一系列相应的指标来表示这些效应，因而指标的选择也是实验设计时应认真对待的问题。具体要求有：选用客观性较强、精确性较强、灵敏度较高、特异性较高的指标。

10.2.2 实验设计的基本原则

为了达到医学研究的目的，实验设计必须遵循一些基本的统计学原则。对照、重复、均衡和随机是四大基本原则。图 10-1 总结了实验设计的基本统计学原则。

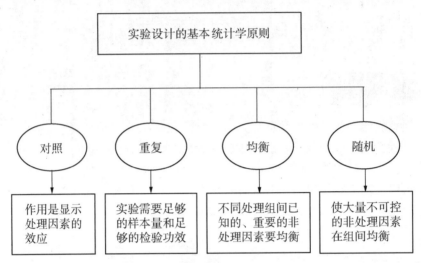

图 10-1　实验设计的基本统计学原则

10.2.2.1　对照的原则

设立对照的首要目的是通过对比发现差异，消除或减少实验误差，显示处理因素的效应，其原理见图 10-2。

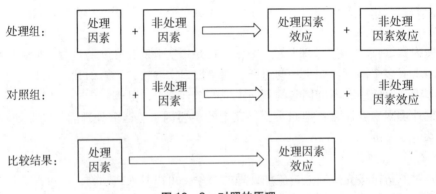

图 10-2　对照的原理

对照的形式有多种，常用的有空白对照、标准对照、自身对照、相互对照、实验对照和历史对照。空白对照是指对照组不施加任何措施，此种对照一般用于动物实验。标准对照往往是指以现有的标准或正常值做对照。自身对照是指对照与处理均在同一受试者身上进行。相互对照是指几个实验组互为对照，如考察不同剂量的某药物对疗效的影响。实验对照是指施加了基础实验条件（非处理因素）的对照。历史对照是指以过去的研究结果做对照，常缺乏可比性，建议不要单独使用。另外，在药物临床试验中，人们还常常使用安慰剂对照。在安慰剂对照中，对照组给予安慰剂，安慰剂其他方面与试验药物一致，唯独不含试验药物的有效成分，不能被受试对象和观察者所识别。安慰剂对照之目的在于消除受试对象和观察者的主观因素可能造成的偏倚，消除疾病自然进程的影响，分离出试验药物所引起的真正效应。

10.2.2.2　重复的原则

常识意义上的重复指试验结果能够被别人重复实现。但在实验设计中，重复更重要的意义是实验必须具备足够的样本量。足够的样本量能够使人从偶然中看出必然，能够通过估计抽样误差提高统计推断的正确性，能够保证统计推断具有较高的功效、结论具有较好的可信度。因此，样本量的估计是实验设计中必不可少的、重要的一环。

10.2.2.3　均衡的原则

均衡的原则亦称齐同原则，指各个实验组之间除了处理因素不同外，其他已知的、对实验效应有影响的、重要的非处理因素应均衡一致。均衡的目的是使实验效应更好地显现出来，提高实验效率。注意均衡的对象是那些已知的、对实验效应有影响的、重要的非处理因素，而随机的目的是使得大量的、未知的、可能对实验效应有影响的非处理因素在组间均衡一致。

10.2.2.4　随机的原则

实验设计要求对照组与处理组除处理因素不同外，其他非处理因素最好在组间达到均衡。随机化就是达到均衡的主要手段。随机化主要体现在两个方面，一个方面是总体中的观察对象被随机地抽中成为样本中的一员，另一个方面是被抽中的观察对象被随机地分配到不同的实验组中，接受不同的处理。随机化是避免有意或无意地选择偏倚，保证处理组与对照组、处理组与处理组间的均衡性的重要方法。

实现随机化的方法：在实验设计中常应用编制好的随机数字表和随机排列表或直接利用计算机软件实现随机化。

10.2.3　样本量的估计

实验设计中影响样本量估计的因素包括：犯第一类错误的概率 α、检验的功效 $(1-\beta)$、总体参数差值 δ 和衡量观察指标变异大小的统计量 σ（标准差）。样本量的大小与这四个参数大小的关系描述如下。

（1）α 越小，所需样本含量越多。通常规定 $\alpha=0.05$，同时还应明确是单侧或双侧检验。

（2）检验功效 $(1-\beta)$ 越大，所需样本含量越多。在实际工作中常取 $1-\beta=0.90$ 或 0.80。在科研设计时，检验效能不宜低于 0.75，否则检验的结果很可能出现"假阴性"的结果。

（3）总体参数差值 δ 越小，实验所需的样本含量就越多。一般根据前人研究结果或预备实验的结果确定 δ。

（4）指标的变异 σ 大，抽样误差也大，所需样本数量也就越多。σ 可根据查阅资料、借鉴前人的经验或预备试验用样本标准差或样本率来估计。

10.2.4 常用的实验设计方法

常用的实验设计方法及优缺点见表 10 – 1。

表 10 – 1 常用的实验设计方法及优缺点

名称	设计与分析要点	优点	缺点
完全随机设计	将受试对象随机地分配到各个处理组中进行实验，或者分别从不同总体中随机抽样进行对比观察。数值变量资料的两处理组比较可用 t 检验或秩和检验。分类变量资料主要使用 χ^2 检验	对比鲜明、设计简便，统计分析也比较简单，应用广	对混杂因素（如性别、年龄、病情、病程等）的控制比配对设计弱，处理因素单一
配对设计	把实验对象按照条件一对一配成对子，随机将其中之一分配到实验组，另一个到对照组，配对的因素是影响实验效应的主要非处理因素。数值变量资料可用配对 t 检验或秩和检验。分类变量资料可用配对 χ^2 检验	有效控制混杂因素的影响，在相同功效下比完全随机设计的样本量少	配对条件不能过多、过严，否则难以按要求将实验对象配成对子，尤其是在临床工作中。自身配对实验只适用于短期对比或急性实验，不适用于长期观察分析
随机区组设计	随机区组设计是配对设计的扩展。在设计时，先将性质相同或相近的实验对象归为一个区组，每个区组的例数就是处理组数；再在区组内随机化，即各区组内的实验对象用随机化的方法被分到任意一个处理组中。采用随机区组设计资料的方差分析方法或秩和检验	每个区组内的实验对象有较好的同质性，比完全随机设计更易发现处理间的差别。设计均衡性好、误差减小，可以提高效率，统计分析也较简单	不能分析交互作用。另外，如果一个区组内实验对象的数据因故缺失，则只好放弃整个区组或采用缺失值填补的方法进行统计分析
交叉设计	一种特殊的自身对照设计。在设计时，先将条件相近的观察对象配成对，再采用随机分配的方法将 A、B 两种处理因素先后施于同一批观察对象，随机地使半数对象先接受 A，再接受 B；另一半对象先接受 B，再接受 A。交叉设计试验应当采用盲法，以免产生偏倚。采用交叉设计资料的方差分析方法或秩和检验	节省样本量，能控制时间因素及个体差异对处理方式的影响，实验效率较高；每个实验对象同时接受两种处理，从伦理的角度，均等地考虑了每个对象的利益	要求两次观察的时间不能太长，处理效应不能持续过久，即两种处理方式不能相互影响，因此两次实验间应当有足够长的间隔时间（洗脱期）。不适用于病程较短的急性病疗效的研究
析因设计	当实验中涉及 k（$k \geqslant 2$）个处理因素时，若将这 k 个处理因素的水平全面组合，并同时分别施加于不同实验对象，该设计为析因设计	可以估计各实验因素的主效应大小和实验因素之间的交互作用效应大小	所需实验次数较多，当实验涉及的实验因素及其水平数很多、每次实验时间较长、花费较多时，不适合析因设计

续表 10 - 1

名称	设计与分析要点	优点	缺点
重复测量设计	重复测量设计是指在不同的时点或不同的场合（或二者同时存在）重复观测每一个实验对象的相同观察指标的实验设计方法	每一个体作为自身的对照，一方面克服了个体间的变异，可以更好地反应处理效应；另一方面，研究所需的个体相对较少，因此更加经济	不足包括滞留效应、潜隐效应及学习效应。滞留效应指前面的处理效应有可能滞留到下一次的处理。潜隐效应指前面的处理效应有可能激活原本不活跃的效应。学习效应指实验对象逐步熟悉实验，其反应能力有可能逐步提高

10.3　习　题

10.3.1　选择题

A1 型（单句型最佳选择题）

（1）实验研究和调查研究相比，主要优点是_____。

A. 节省时间　　　　　　B. 节省人力　　　　C. 节省经费

D. 主动实施干预　　　　E. 统计分析指标少

（2）实验研究中，设立对照的目的是_____。

A. 减少样本含量　　　　B. 减少抽样误差　　　C. 便于估计总体参数

D. 均衡实验因素　　　　E. 分离处理因素的效应

（3）在实验设计阶段，随机化分组的目的是_____。

A. 控制统计推断的第一类错误

B. 控制统计推断的第二类错误

C. 尽可能使各组的非处理因素具有相似的水平

D. 尽可能使各组的处理因素具有相似的水平

E. 尽可能使各组的样本量接近

（4）实验设计中，估计样本量时，总体参数差值越小，则_____。

A. 所要的样本含量越大　　　　　B. 所要的样本含量越小

C. 不影响样本含量　　　　　　　D. 计算的样本含量越准确

E. 计算的样本含量越粗糙

（5）在实验设计中要确定样本含量，需先定出_____。

A. 第一类错误的概率和检验功效　　B. 第一类误差

C. 第一类误差的概率和检验功效　　D. 第二类误差

E. 抽样误差

（6）下列研究设计类型中既能全面均衡地分析各因素的不同水平的效应，又能获得各因素间的交互作用的是_____。

A. 交叉设计　　　　　B. 配对设计　　　　　C. 随机区组设计

D. 析因设计　　　　　E. 重复测量设计

（7）采用配对设计的主要目的是_____。

A. 减少样本含量　　　　　　B. 减少混杂因素对结果的影响

C. 提高实验效应的精确性　　D. 有利于统计分析

E. 可以分析处理因素间的交互作用

（8）药品上市后应用阶段进行的临床试验属于_____。

A. Ⅰ期临床试验　　　　B. Ⅱ期临床试验　　　C. Ⅲ期临床试验

D. Ⅳ期临床试验　　　　E. 现场试验

（9）下列不是临床试验统计分析的数据集的是_____。

A. 全分析集　　　　　B. 最优分析集　　　　C. 意向性分析集

D. 符合方案数据集　　E. 安全性数据集

（10）临床试验中，下列不是安全性指标的是_____。

A. 不良事件和不良反应

B. 实验室检查结果（包括生化学和血液学指标）

C. 合并用药情况

D. 生命体征

E. 其他特殊的安全性检验（如心电图、眼科检查等）

A2 型（病例摘要型最佳选择题）

（11）若某病传统治疗用药（甲药）疗效较差，平均好转率仅30%，今研制新药（乙药）希望提高疗效，预计平均好转率为60%，需观察例数为n_1，若预计好转率为70%，需观察例数为n_2，则_____。

A. $n_1 > n_2$　　　　　B. $n_1 = n_2$　　　　　C. $n_1 < n_2$

D. 需计算一类错误概率　　E. 需计算检验效能

（12）为研究某新药治疗成人2型糖尿病疗效，在某医院选择100例2型糖尿病患者，随机分为试验组和对照组，试验组服用试验药，对照组服用公认有效的"盐酸二甲双胍"。这种对照在实验设计中称为_____。

A. 空白对照　　　　　B. 自身对照　　　　　C. 标准对照

D. 实验对照　　　　　E. 历史对照

（13）为研究某新药对阿片类物质成瘾的脱毒治疗是否有作用，将在某社区药物维持治疗门诊的100例成瘾者作为试验组，采用常规疗法的40例成瘾者作为对照组，比较两种疗法的效果，请从统计学的角度试评价该方案_____。

A. 可行　　　　　　　　　　B. 未遵循随机化原则

C. 对照组样本含量太小　　　D. 只需进行自身治疗前后对照

E. 对照设置不当，应设立空白对照

（14）在评价某降压药物的降压作用时，按体重和舒张压相近、性别和窝别相同将60只大鼠分为30对，每对中随机地选取一只大鼠接受甲药，另一只接受乙药，请问此研究设计类型为_____。

A. 完全随机设计　　　　B. 配对设计　　　　C. 随机区组设计

D. 交叉设计　　　　　　E. 析因设计

（15）某公司关于所生产的治疗成人上呼吸道感染的药物的研究结果声称："服用本药物的100名患者中有93人在72小时内症状消失。"因此，推断此药治疗成人的上呼吸道感染是非常有效的，这项推论_____。

A. 正确，因为比较的是症状消失率

B. 正确，因为有效率达到93%

C. 不正确，因为所作的比较不是按率计算的

D. 不正确，因未设置对照组

E. 不正确，因未做统计学假设检验

10.3.2　判断题

（1）实验设计的基本原则包括：随机、配对、盲法、对照。（　　）

（2）在比较两种抗血压药物疗效差异的实验设计中，拟根据受治者的年龄、病情轻重进行匹配，这体现了实验设计的均衡性原则。（　　）

（3）在实验设计时，设置排除标准的目的是保证样本中的个体的同质性。因此，排除项目应尽量多些，可以保证研究结论的可靠性。（　　）

（4）随机区组设计能匹配混杂因素，但不宜匹配过多，否则会增加匹配的难度。（　　）

（5）单盲法是让患者知道自己在试验组或对照组，但不知道用什么处理。（　　）

10.3.3　简答题

（1）实验设计的基本原则与基本要素有哪些？

（2）设立对照的目的是什么？常用的对照形式有哪些？

（3）样本量大小如何影响医学实验研究证据的可靠性？

（4）完全随机设计与随机区组设计有何不同之处？

（5）常用的实验设计方法有哪些？各有何特点？

10.3.4　计算分析题

（1）某次实验中需要300个细菌样本以探究A、B两种抑菌剂的效果。根据样本采样顺序，将先采样的150个细菌样本分入A抑菌剂组，后采样的150个细菌样本分入B抑菌剂组。你认为这种设计方案是否遵循了实验设计的原则？为什么？

（2）为研究青少年服用某种保健食品是否会促进其身高生长，欲抽取两组青少年，一组为普通饮食组，一种为保健食品组，两组样本例数相等。据以往经验，青少年身高

的标准差为 30 cm，设 $\alpha = 0.05$，$\beta = 0.10$，检验效能为 90%，前期研究提示服用该保健食品一段时间后，可以使青少年身高增加 3 cm。请问哪些因素会影响本研究的样本量，并请估算本试验需要的最小样本量。

（3）某医药公司欲开展一项新药的临床试验，经过标准审核和知情同意纳入 350 名患者进入试验，如果将以上患者分为新药组和对照组（已上市药品）开展试验，请列举几种可能的设计方案，并分析其各自的特点。

10.4 SPSS 应用

10.4.1 完全随机设计分组

例 10 - 1 某医生为了研究一种降血脂新药的临床疗效，按统一的纳入标准选择了 100 名高血脂患者，请采用完全随机设计方法将患者等分为四组进行随机临床对照试验。

在 SPSS 统计软件中可通过编写程序完成随机分组。具体步骤如下：

（1）打开 SPSS 的语句编辑窗口。方法是选择 File → New → Syntax。如果已经建立了程序，则可通过 File → Open → Syntax 直接打开程序。

（2）在语句编辑窗口中直接输入如下程序（图 10 - 3）。程序中的英文字母不分大小写。

SET SEED = 10345.	(1)
INPUT PROGRAM.	(2)
LOOP NUMBER = 1 TO 100.	(3)
COMPUTE RANDOM = UNIFORM（100）.	(4)
END CASE.	(5)
END LOOP.	(6)
END FILE.	(7)
END INPUT PROGRAM.	(8)
AUTORECODE VARIABLES = RANDOM／INTO RANK.	(9)
SORT CASES BY RANK（A）.	(10)
RECODE RANK（1 THRU 30 = 1）（31 THRU 60 = 2）（61 THRU 90 = 3）（91THRU 100 = 4）INTO GROUP.	(11)
EXECUTE.	(12)

注意：第（12）句"EXECUTE"不能省略，否则第（11）句程序不能执行。运行程序后，随机分组结果即显示在 Data Editor 窗口中。

图 10 - 3　随机分组程度

（3）程序的解释。图 10 - 3 第（1）句中的 SET SEED 是设定种子，取值在 1～

200 000 之间，其作用在于一旦设定后，每次运行程序都会得出同样结果。如果希望重复同样的分组结果，则可以设置该命令，否则可以省略该句。第（2）～（8）句的命令主要是产生观察单位编号（等同于实验对象的编号）。利用 COMPUTE RANDOM = UNIFORM（100）命令产生取值在 0～100 不重复的随机数字。第（9）句的作用是将产生的随机数字按照从小到大的顺序编秩后赋值给变量 RANK。第（10）句是将实验对象根据 RANK 变量取值从小到大的顺序进行排列。第（11）句是将实验对象根据其对应的 RANK 变量取值分为四组：RANK 取值 1～30 为第 1 组（GROUP），31～60 为第 2 组，61～90 为第 3 组，91～100 为第 4 组。

10.4.2　随机区组设计分组

例 10 - 2　如何进行随机区组设计将 5 个区组的 15 只小白鼠接受甲、乙、丙三种抗癌药物处理？

通过在 SPSS 统计软件中编写程序完成该例题。具体步骤如下：

（1）将小白鼠按照体重从轻到重进行排序，将体重相近的 3 只小白鼠分为一个区组。然后编写 SPSS 程序如图 10 - 4，语句编辑窗口的打开方法同例 10 - 1。

INPUT PROGRAM.	（1）
LOOP NUMBER = 1 TO 15.	（2）
COMPUTE BLOCK = RND（（NUMBER − 1）／3 + 0.5）.	（3）
END CASE.	（4）
END LOOP.	（5）
END FILE.	（6）
END INPUT PROGRAM.	（7）
COMPUTE RANDOM = UNIFORM（15）.	（8）
RANK VARIABL ES = RANDOM BY BLOCK.	（9）
EXECUTE.	（10）

图 10 - 4　例 10 - 2 的程序

（2）程序的解释：图 10 - 4 第（2）句产生 1～15 的观察单位编号，NUMBER 为小白鼠的编号；第（3）句产生观察单位对应的区组编号 BLOCK（1～3）；第（8）句产生随机数字 RANDOM（取值在 0～15 之间）；第（9）句是以区组 BLOCK 为分组变量，将随机数字 RANDOM 编秩，并自动赋值给新变量 RRANDOM。程序运行结果见图 10 - 5。当样本量为偶数，处理组数 $k = 2$ 时即为配对设计。

按事先规定，RRANDOM 为 1 的分到甲处理组，RRANDOM 为 2 分到乙处理组，RRANDOM 为 3 分到丙处理组。SPSS 分组结果见表 10 - 2。

表 10 -2　5 个区组小白鼠按随机区组设计分组结果

区组	甲处理组	乙处理组	丙处理组
1	3	1	2
2	6	4	5
3	8	9	7
4	10	10	11
5	15	13	14

图 10 -5　随机区组设计分配结果

从上面两个实例可以看出，借助 SPSS 统计软件可以容易地完成实验对象的随机分配方案，这种优点在大样本的研究中体现得尤其明显。

10.5　习题参考答案

【选择题】

(1) D　(2) E　(3) C　(4) A　(5) A　(6) D　(7) B　(8) D

(9) B　(10) C　(11) A　(12) C　(13) B　(14) B　(15) D

【判断题】

(1) 错　(2) 对　(3) 错　(4) 对　(5) 错

【简答题】

（1）实验设计的基本原则有随机、对照、均衡和重复原则。实验设计的基本要素包括处理因素、研究对象和实验效应。

（2）设立对照的目的是发现处理因素的效应。常用的对照形式有空白对照、实验对照、标准对照、自身对照、相互对照和历史对照。

（3）医学实验研究设计的目的是评估干预措施效果，由于偏倚和随机误差的影响，实验结果与真实效应存在差距，增加样本量能够相应减小实验结果与真实效应的差距，即增加精确度，因此，样本量一般不宜太小，否则难以发现干预措施的效果。通过计算得到合适的样本量，能保证研究结果的可靠性，并节约研究经费。但当样本量过大时，为了招募到足够的实验对象，有可能放宽纳入标准，导致样本不具有代表性，进而影响研究的外部真实性；另外，也会导致研究资源的浪费。

（4）完全随机设计是指将同质的受试对象随机分配到各处理组中进行实验观察，各组的样本量可以相等也可以不等，但无法控制混杂的影响，处理因素较为单一。随机区组设计是将受试对象按照性质相同或相近分为一个区组，每个区组的例数就是处理组数；再将区组随机化，分配到各处理组中。每个区组内的实验单位有较好的同质性，比完全随机设计更易观察出处理间的差别，可以提高效率。但当出现缺失数据时，只能放弃整个区组或采取缺失值填补的方法进行统计分析。

（5）常用的实验设计方法有完全随机设计、配对设计、随机区组设计、交叉设计、析因设计以及重复测量设计。它们各自的特点参考表10-1"常用的实验设计方法及优缺点"。

【计算分析题】

（1）要点：①分组不满足随机化原则和均衡原则，根据采样先后划分组别，可能会引入因细菌间的差异导致的误差，使两个实验组的非处理因素不均衡。②若实验需要评价两种抑菌剂是否都有效，则实验设计缺乏合理的对照组，不能消除非处理因素对实验结果的影响，无法鉴别A、B两种抑菌剂是否分别对细菌产生抑制作用，只能进行组间比较。

（2）要点：因为本研究中两组样本例数相等，因此影响样本量的因素有检验水准 α（0.05）、检验效能（0.9）、青少年总体身高的标准差（30 cm）以及两组身高的均数之差（3 cm）。根据两样本比较定量资料的样本含量估计公式：$N = 4 \times \left[\dfrac{(z_{\alpha/2} + z_{\beta})\ \sigma}{\delta} \right]^{2}$，代入相关变量可知，总共需要抽取青少年3 136人。

（3）要点：本试验计划采用新药和已上市药物分别治疗一批患者，理论上可以考虑完全随机设计、配对设计、析因设计、交叉设计或重复测量设计。但在新药临床试验中，考虑到试验的可操作性，通常不进行配对设计，因此本例可选择全随机设计、析因设计、交叉设计或重复测量设计。注意阐述各类设计的目的和特点，并结合不同设计对资料的要求加以讨论。

（凌　莉）

第11章 寿命表与生存分析

11.1 目的要求

（1）掌握寿命表的基本概念和简略寿命表的编制方法。

（2）掌握生存分析的概念。

（3）利用 Kaplan-Meier 法绘制生存曲线，掌握生存曲线的比较方法。

11.2 重点难点

11.2.1 寿命表的主要指标

（1）死亡率（mortality rate）：指某一年龄组人口在 1 年或 n 年内的平均死亡率，它根据各年龄组平均人口数（ $_nP_X$ ）及死亡人数（ $_nD_X$ ）计算而来，记为 $_nm_X$ 。

$$_nm_X = \frac{_nD_X}{_nP_X} \tag{11-1}$$

（2）死亡概率（probability of dying）：指 X 岁尚存者在今后 1 年或 n 年内死亡的可能性，记为 $_nq_X$ ，它和死亡率 $_nm_X$ 的意义完全不同。在编制寿命表时，这是一个关键指标。

$$_nq_X = \frac{2 \times n \times _nm_X}{2 + n \times _nm_X} \tag{11-2}$$

（3）生存人年数（number of survival person-years）：假想同时出生的 10 万人中 X 岁尚存者在今后 n 年内的平均生存人年数，记为 $_nL_X$ 。

$$_nL_X = \frac{n}{2}(l_X + l_{X+n}) \tag{11-3}$$

（4）生存总人年数（total number of survival person-years）：假想同时出生的一代人中，X 岁尚存者今后存活的平均总人年数，它是 X 岁及 X 岁以上的各年龄组生存人年数的总和，记为 T_X 。

$$T_X = \sum _nL_X \tag{11-4}$$

（5）期望寿命（life expectancy）：指同时出生的一代人活到 X 岁时，尚能生存的平均年数，记为 e_X 。这是寿命表最广泛使用的指标。

$$e_X = \frac{T_X}{l_X} \tag{11-5}$$

11.2.2　生存分析的基本概念

（1）生存时间（survival time）：从规定的观察起点到某一特定终点事件出现的时间长度，其三要素为观察起点、终点事件和时间的度量。

（2）生存概率（probability of survival）：指某时段开始存活的个体，在该时段结束时仍存活的可能性。

（3）生存率（survival rate）：观察对象在 t 个时段结束时仍存活的可能性。$0 \leqslant S_{(t)} \leqslant 1$。

（4）删失数据（censored data）：某些观察对象由于某种原因未能观察到终点事件发生，并不知道确切的生存时间，称为生存时间的删失数据。产生删失的原因包括失访、研究时间结束时终点事件尚未发生、患者死于其他原因等。若真实生存时间比观察到的删失时间要长，为右删失，此类数据常在其右上角标记" + "；若只观察到生存时间的上限，并无确切的生存时间，为左删失。

11.2.3　生存曲线的估计

（1）Kaplan-Meier 法：应用乘积极限法（product limit method）估计生存率（不分组），由 Kaplan-Meier 提出，因而又称 Kaplan-Meier 法。这是一种非参数法，大小样本均适用，其生存曲线是左连续的阶梯形曲线。

（2）寿命表法（life table method）：当样本例数足够多时，乘积极限法可按时间分组计算，就是寿命表法。其生存曲线呈折线形。

11.2.4　生存曲线的比较

Log-rank 检验是一种比较生存曲线的非参数方法。其零假设为两总体生存曲线相同，基本思想是如果零假设成立，根据不同日期两种处理的期初人数和死亡人数，计算各种处理在各个时期的理论死亡数，累加后得到理论死亡总数 T_g，将 T_g 和各组的实际死亡总数 A_g 做比较。Log-rank 检验的 χ^2 的统计量：

$$\chi^2 = \sum \frac{(A_g - T_g)^2}{T_g}, \nu = 组数 - 1 \qquad (11-6)$$

若零假设成立，则理论死亡数与实际死亡数不会相差太大，否则应认为零假设不可能成立，两条生存率曲线差异具有统计学意义。

11.3　习　题

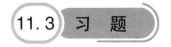

11.3.1　选择题

A1 型（单句型最佳选择题）

（1）生存分析中描述生存时间集中趋势的指标是_____。

A. 算数平均数　　　　　B. 几何均数　　　　　C. 中位生存期

D. 四分位间距　　　　　E. 标准差

（2）计算婴儿死亡率的分母是_____。

A. 年初 0 岁组人口数　　　　　B. 年中 0 岁组人口数　　　　C. 年末 0 岁组人口数

D. 年均人口数　　　　　　　　　E. 年活产数

（3）下列关于去死因寿命表说法不正确的是_____。

A. 不受年龄结构的影响

B. 编制去死因寿命表所需的数据与全死因寿命表相同

C. 利用去死因寿命表可以分析该死因对健康的影响程度

D. 通过去死因寿命表可以观察该死因对健康随年龄的变化情况

E. 通过去死因寿命表可以观察该死因对于各年龄组人口的作用

（4）伤残调整寿命年是指_____。

A. 因早死所致的寿命损失年　　　　B. 因伤残所致的寿命损失年

C. 因伤残而存活的寿命年　　　　　D. 从发病到死亡所损失的全部寿命年

E. 从发病到死亡的寿命年

（5）以下指标中不属于健康评价指标的是_____。

A. 伤残调整寿命年　　　　　B. 健康期望寿命　　　　　C. 健康寿命年

D. 潜在减寿年数　　　　　　E. 肺活量

（6）寿命表中 5 岁尚存人数与_____人口死亡率有关。

A. 5 岁以前各组　　　　　　B. 5 岁组　　　　　　　C. 6 岁以后各组

D. 5 岁以后各组　　　　　　E. 无法判断

（7）寿命表中，用于评价居民健康水平的最常用指标是_____。

A. 生存人年数　　　　　　B. 生存总人年数　　　　　C. 期望寿命

D. 死亡概率　　　　　　　E. 死亡人数

（8）下列关于 Kaplan-Meier 法（K-M 法）的说法中不正确的是_____。

A. K-M 法估计生存率可以绘制成连续的光滑生存曲线

B. K-M 法绘制出的生存曲线中，右端点的纵坐标值在下一个台阶处

C. K-M 法根据死亡时点分段，逐个估计死亡时点的生存率

D. 如果样本生存率中没有 50%，可采用插值法行估中位生存时间

E. K-M 法计算生存率时，如遇相同的生存时间只取其中一个参加排序

（9）下列变量可以作为生存分析中的生存时间的是_____。

A. 某研究 A 手术术后生存情况的研究中，出院至失访的时间

B. 某研究 A 手术术后生存情况的研究中，手术至失访的时间

C. 随访研究中，观察开始至发生终点事件的时间

D. 随访研究中，观察开始至失访的时间

E. 随访研究中，失访至发生终点事件的时间

（10）随访资料做生存分析的基本要求是_____。

A. 对删失比例没有要求　　　　　B. 有一定数量的终点事件发生

C. 死亡比例不能过小　　　　　　D. 自变量取值不随时间变化

E. 因变量取值不随时间变化

A2 型（病例摘要型最佳选择题）

（11）某地某年女性的简略寿命表中 0 岁组的期望寿命是 88 岁，则 1～岁年龄组的期望寿命为_____岁。

A. 87   B. 88   C. 89   D. 90   E. 无法判断

（12）某研究者在编制简略寿命表时，若 0 岁～组的死亡概率是 0.01，1 岁～组的死亡概率是 0.002，则 0 岁～组的生存人年数是_____。

A. 599   B. 1 198   C. 2 995   D. 5 990

E. 仅根据以上信息，无法计算生存人年数

（13）用寿命表法计算某一批某病患术后 10 年生存率时，下列说法中正确的是_____。

A. 十年生存率可能大于五年生存率   B. 不能利用失访者的信息

C. 根据样本大小决定失访者是否参加计算   D. 中途失访者也可以参加计算

E. 如遇失访，则无法使用寿命表法进行生存率的估算

（14）研究者研究某新型疗法是否可以延长肺癌患者的生存期，用 Kaplan-Meier 法绘制生存率曲线图如图 11-1 所示，可见新型疗法组的生存率曲线与传统疗法组的生存率曲线存在交叉点。两条生存曲线经 Log-rank 检验，$P = 0.68$。以下说法正确的是_____。

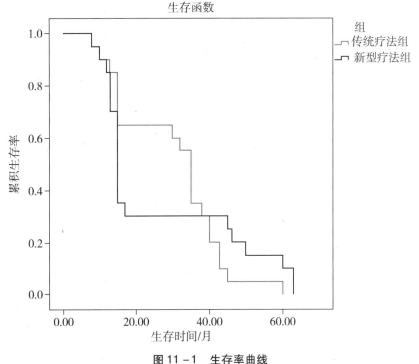

图 11-1 生存率曲线

A. 此处使用 Log-rank 检验不正确

B. Log-rank 检验的结果说明新型疗法可以延长肺癌患者的生存期

C. 传统疗法治疗肺癌患者的生存期更长，因为生存曲线中的中位生存时间更长

D. Log-rank 检验的结果说明接受两种疗法的肺癌患者的生存期相同

E. Log-rank 检验的结果说明两总体生存曲线不同

（15）采用 Log-rank 检验分析肺癌发病资料，其中吸烟、慢性支气管炎两个因素都有统计学意义，由此可认为_____。

A. 吸烟与肺癌发病有因果联系   B. 慢性支气管炎与肺癌发病有因果联系

C. 以上两个因素均与肺癌发病有因果联系   D. 慢性支气管炎与吸烟有关联

E. 以上两个因素均与肺癌发病有关联

11.3.2 判断题

（1）寿命表各项指标受到人口年龄构成的影响，因此，不同人群的寿命表不具有可比性。（   ）

（2）寿命表中各年龄组死亡概率的计算方法为实际死亡人数除以平均人口数。（   ）

（3）Kaplan-Meier 法可用于估计不同生存时间点的生存率。（   ）

（4）生存分析中的生存时间是指从观察起点到终点事件出现的时间长度。（   ）

（5）Log-rank 检验是一种非参检验方法。（   ）

11.3.3 简答题

（1）寿命表的用途包括哪些？

（2）编制寿命表需要的前期资料包括哪些？

（3）生存分析中出现删失数据可能的原因有哪些？

（4）生存时间能计算平均数、标准差吗？

（5）试比较寿命表法和 Kaplan-Meier 法计算生存率时的异同。

11.3.4 计算分析题

（1）表 11-1 为某市 1998 年男性居民按年龄分组的生存资料，试编制简略寿命表。

表 11-1 某市 1998 年男性居民按年龄分组的生存资料

年龄组/岁	平均人口数	实际死亡人数	年龄组/岁	平均人口数	实际死亡人数
0～	18 753	246	40～	56 806	134
1～	54 325	60	45～	65 863	239
5～	64 063	46	50～	54 243	346
10～	94 683	64	55～	43 355	528
15～	114 332	90	60～	32 004	763
20～	126 941	123	65～	24 445	972
25～	118 930	127	70～	12 818	897
30～	91 922	104	75～	5 813	647
35～	62 290	92	80～	2 685	517

注：$a_0 = 0.145$。

（2）某院分别用甲、乙两疗法组治疗急性黄疸型肝炎，随访 10 年的资料如表 11-2 所示。比较两疗法的生存期（月）有无差别。

表 11 -2　甲、乙两疗法治疗急性黄疸型肝炎生存期

组别	生存期/月
甲疗法组	12, 25, 50$^+$, 68, 70, 79$^+$, 83$^+$, 91$^+$, 114$^+$, 114$^+$
乙疗法组	1, 1, 9, 17, 21, 25, 37, 38, 58, 72$^+$, 73

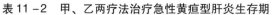

我们将介绍利用 Kaplan-Meier 法估计生存率和 Log-rank 检验法进行组间比较的 SPSS
软件操作。

例 11 -1 42 例儿童急性白血病临床试验中，两组患者分别用安慰剂和 6-MP 治疗
后的缓解时间（月）如下，试估计两组的生存率。

表 11 -3　42 例儿童急性白血病患者的生存时间

组别	生存时间/月
6-MP 组	6,6,6,7,10,13,16,22,23,6$^+$,9$^+$,10$^+$,11$^+$,17$^+$,19$^+$,20$^+$,25$^+$,32$^+$,34$^+$,34$^+$,35$^+$
安慰剂组	1,1,2,2, 3, 4, 4, 5, 5, 8, 8, 8, 8, 11, 11, 12, 12, 15, 17, 22,23

1）调入数据文件（图 11 -2）。数据库有 3 个变量，即 months、status 和 group，分
别表示患者的生存时间（月）、是否删失（删失：0；没有删失 1）和组别（6-MP 组 =1；安
慰剂组 =2），可直接输入或调入已有的数据文件。

	months	status	group
1	6	1	1
2	6	1	1
3	6	1	1
4	7	1	1
5	10	1	1
6	13	1	1
7	16	1	1
8	22	1	1
9	23	1	1
10	6	0	1
11	9	0	1
12	10	0	1
13	11	0	1
14	17	0	1
15	19	0	1
16	20	0	1
17	25	0	1
18	32	0	1
19	34	0	1
20	34	0	1
21	35	0	1
22	1	1	2
23	1	1	2
24	2	1	2
25	2	1	2

图 11 -2　例 11 -1 的部分数据

2）使用 Kaplan-Meier 法进行生存率的估计。

（1）选择 |Analyze| → |Survival| → |Kaplan-Meier|。

（2）将 months 选入时间（Time）框，将 group 选入因子（Factor）框（图 11 –3）。

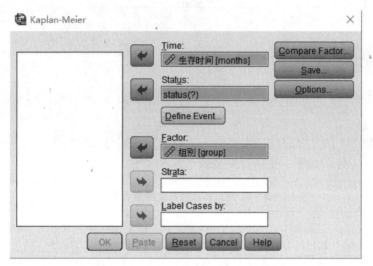

图 11 –3　Kaplan-Meier 对话框

　　（3）将 status 选入状态（Status）框，在定义事件 |Define Event| 子对话框中，将事件发生单值（Single value）设为 1。单击 |Continue|。对结局事件发生的变量值进行定义有三种方法，可以定义单一指示值（Single value），也可以定义一个指示值的范围（Range of values），或者定义为值列表（List of values）。本例选择"单一指示值"，并填入数字 1，指示没有删失。见图 11 –4。

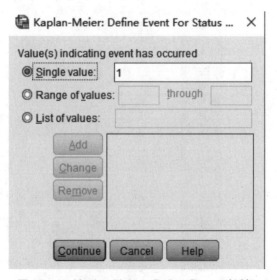

图 11 –4　Kaplan-Meier：Define Event 对话框

3）分组绘制生存分析表和生存曲线图。在 Kaplan-Meier 对话框中，点击 Options ，弹出对话框，见图 11 – 5。

（1）Statistics：选择统计量指标，包括生存分析表［Survival table（s）］、均数和中位数（Mean and median survival）、四分位数间距（Quartiles）。

（2）Plots：选择图形种类，包括生存曲线（Survival）、累积分布曲线（One minus survival）、风险函数曲线（Hazard）、取对数后的生存函数曲线（Log Survival）。

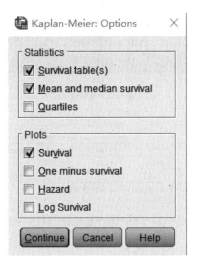

图 11 –5 Kaplan-Meier：Options 对话框

4）生存函数的组间比较。在 Kaplan-Meier 对话框中，点击 Compare Factor 进行组间因子比较，弹出对话框，见图 11 – 6，勾选 Log rank ，再点击 Continue ，最后点击 OK 。

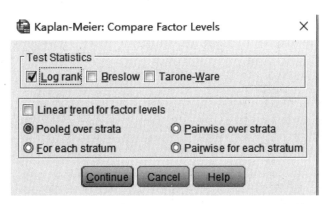

图 11 –6 Kaplan-Meier：Compare Factor Levels 对话框

（1）Test Statistics：选择进行组间生存时间差异比较的分析方法，包括 Log rank 法、Breslow 法和 Tarone-Ware 法。

（2）Linear trend for factor levels：用于对因素各水平进行线性趋势检验。

（3）进行组间比较时 SPSS 共有以下四种方法：

Pooled over strata：在层间整体比较因子水平，该项为系统默认项。

For each stratum：对于每层分组因素各水平间进行整体比较。

Pairwise over strata：在层间成对比较因子水平，在层间对因素各水平进行两两比较，但线性趋势检验不进行两两比较。

Pairwise for each stratum：每层成对比较因子水平，分层对研究因素各水平进行两两比较，但线性趋势检验不进行两两比较。

5）结果（图 11 −7 至图 11 −9）与解释：

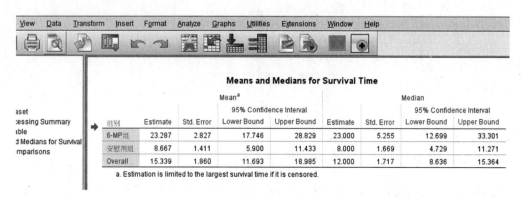

图 11 −7　安慰剂和 6-MP 治疗组生存时间的平均值和中位数

图 11 −7 显示，6-MP 治疗组的中位生存时间（23.0 月）和平均生存时间（23.3 月）都高于安慰剂组（8.0 月，8.7 月）。

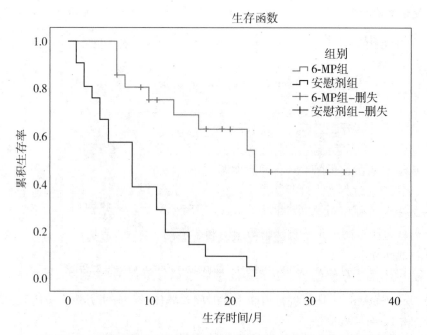

图 11 −8　安慰剂和 6-MP 治疗组的儿童急性白血病患者的生存曲线

图 11 – 8 显示，6-MP 治疗组的生存曲线更高、下降平缓，表示较高生存率或较长的生存期。

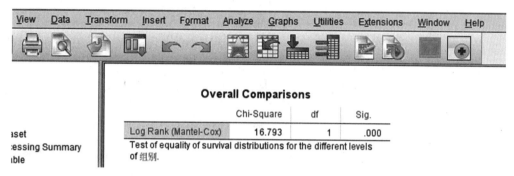

图 11 – 9　Log Rank 检验结果

图 11 – 9 显示，$P < 0.001$，按 $\alpha = 0.05$ 的水准，拒绝 H_0，可以认为用 6-MP 和安慰剂治疗儿童急性白血病患者后两组的生存率不同，且根据图 11 – 7 的信息可知使用 6-MP 治疗儿童急性白血病的患者生存率更高。

11.5　习题参考答案

【选择题】

（1）C　　（2）E　　（3）B　　（4）D　　（5）E　　（6）A　　（7）C　　（8）A
（9）C　　（10）B　　（11）E　　（12）E　　（13）D　　（14）A　　（15）E

【判断题】

（1）错　　（2）错　　（3）对　　（4）对　　（5）对

【简答题】

（1）评价某个国家或地区居民健康水平；研究人口再生产情况；进行人口预测；研究人群的生育、发育及疾病发展等规律。

（2）人群分年龄组的平均人口数和实际死亡人数。

（3）研究结束时终点事件尚未发生；失访；患者因死于其他原因而终止观察。

（4）如果此资料所包含的数据都是完全数据，可以计算均数和标准差（但可能因资料非正态分布而不能准确反映数据的集中和离散趋势），若数据中包含删失数据，则无法计算均数和标准差。

（5）均可用于生存率的估计，均为非参数检验方法。基本思想不同：寿命表法的分析重点是研究总体的生存规律，而 K-M 法分析的重点包括研究总体生存规律和寻找相关影响因素。适用范围不同：寿命表法适用于样本量较大，某些个体不能获得确切的生存时间的数据，K-M 法适用于样本量较少的数据。生存曲线形状不同。

【计算分析题】

（1）要点：

表 11-4 1998 年某市男性居民简略寿命

年龄组 (X) ~ /岁 (1)	平均人口数 $(_nP_X)$ (2)	实际死亡人数 $(_nD_X)$ (3)	年龄组死亡率 $(_nm_X)$ (4)	死亡概率 $(_nq_X)$ (5)	尚存人数 (l_X) (6)	死亡人数 $(_nd_X)$ (7)	生存人年数 $(_nL_X)$ (8)	生存总人年数 (T_X) (9)	平均预期寿命 (e_X) (10)
0~	18 753	246	0.013 118	0.013 118	100 000	1 312	98 878	6 994 553	69.95
1~	54 325	60	0.001 104	0.004 406	98 689	434	393 888	6 895 674	69.87
5~	64 063	46	0.000 718	0.003 584	98 255	352	490 395	6 501 786	66.17
10~	94 683	64	0.000 676	0.003 374	97 903	330	488 690	6 011 391	61.40
15~	114 332	90	0.000 787	0.003 928	97 573	383	486 907	5 522 701	56.60
20~	126 941	123	0.000 969	0.004 833	97 190	469	484 777	5 035 794	51.81
25~	118 930	127	0.001 068	0.005 325	96 721	515	482 317	4 551 017	47.05
30~	91 922	104	0.001 131	0.005 641	96 206	542	479 675	4 068 700	42.29
35~	62 290	92	0.001 477	0.007 358	95 664	703	476 562	3 589 025	37.52
40~	56 806	134	0.002 359	0.011 725	94 961	1 113	472 022	3 112 463	32.78
45~	65 863	239	0.003 629	0.017 981	93 848	1 687	465 022	2 640 441	28.14
50~	54 243	346	0.006 379	0.031 393	92 161	2 893	453 572	2 175 419	23.60
55~	43 355	528	0.012 179	0.059 093	89 268	5 275	433 152	1 721 847	19.29
60~	32 004	763	0.023 841	0.112 499	83 993	9 449	396 342	1 288 695	15.34
65~	24 445	972	0.039 763	0.180 837	74 544	13 480	339 020	892 353	11.97
70~	12 818	897	0.069 980	0.297 799	61 064	18 184	259 860	553 333	9.06
75~	5 813	647	0.111 302	0.435 368	42 880	18 668	167 730	293 473	6.84
80~	2 685	517	0.192 551	1.000 000	24 212	24 212	125 743	125 743	5.19

（2）要点：采用 Log-rank 检验。检验过程略。$\chi^2 = 7.081$，$P < 0.05$。按 $\alpha = 0.05$ 水准拒绝 H_0，故可认为两总体生存率曲线不同，且甲组疗法生存期更长。

（陈　雯　吴淑贤　林创鹏）

第 12 章　多因素分析

12.1　目的要求

（1）掌握多重线性回归、Logistic 回归和 Cox 回归分析对数据的要求。

（2）熟悉多重线性回归、Logistic 回归和 Cox 回归分析的分析方法。

（3）了解多重线性回归、Logistic 回归和 Cox 回归分析的分析原理。

12.2　重点难点

12.2.1　多重线性回归

多重线性回归采用回归方程的方式定量地描述一个因变量 Y 和多个自变量 X_1、X_2、X_3…之间的线性关系，适用于因变量为连续型变量，自变量为连续型变量或分类变量的情况。多重线性回归要求观察个体间相互独立，自变量与因变量呈线性关系，在给定各个自变量的取值时，因变量的取值服从正态分布，并且不同自变量取值所对应的因变量总体变异相等。上述前提条件可以通过残差分析进行判断。多重线性回归模型如下所示：

$$\mu_Y \mid_{x_1, x_2, \ldots, x_p} = \beta_0 + \beta_1 X_1 + \beta_2 X_2 + \cdots + \beta_p X_p \tag{12-1}$$

其中，μ_Y 表示自变量固定取值时因变量的总体均数，β_0 为截距，p 为自变量个数。

由样本估计得到的多重线性回归模型为：

$$\hat{Y} = b_0 + b_1 X_1 + b_2 X_2 + \cdots + b_p X_p \tag{12-2}$$

其中，b_j 为自变量 X_j 的偏回归系数，是总体参数 β_j 的估计值，表示当方程中其他自变量保持不变时，自变量 X_j 每变化一个单位，因变量 Y 平均变化 b_j 个单位。值得注意的是，由于各个自变量的量纲不尽相同，故不能直接通过各个偏回归系数的大小来判断自变量对因变量的影响程度，需要对其进行标准化，通过标准化偏回归系数来进行比较。

多重线性回归模型采用最小二乘法对未知参数进行估计。对总体回归模型进行假设检验常用到两种检验方法：利用方差分析检验回归方程整体是否成立；利用 t 检验分析各个总体偏回归系数是否等于 0，判断自变量对因变量的影响是否有统计学意义。

多重线性回归模型中自变量的筛选方法一般有前进法、后退法、逐步法和最优子集回归法等，不同的筛选方法所得到的结果不尽相同。在实际中，还要结合专业知识对变量进行选择。同时，在回归模型估计的过程中也需要考虑到变量间的多重共线性及交互效应，根据实际问题对变量作出调整。在估计出回归方程后，可以利用调整决定系数 R_{ad}^2 对模型拟合的优劣进行判断。

12.2.2　多重 Logistic 回归分析

多重 Logistic 回归分析适用于因变量为分类变量，如复发和未复发、生存和死亡、肿瘤组织类型（鳞癌、腺癌和大细胞癌）或疗效（治愈、显效、好转和无效），自变量为连续型变量或分类变量的情况。以下以最常用的二分类 Logistic 回归举例介绍，其他 Logistic 回归类型可查阅相关书籍。

多重 Logistic 回归模型如下所示：

$$\mathrm{logit}P = \beta_0 + \beta_1 X_1 + \beta_2 X_2 + \cdots + \beta_j X_j \tag{12-3}$$

其中，

$$\mathrm{logit}P = \ln\left(\frac{P}{1-P}\right) \tag{12-4}$$

$\mathrm{logit}P$ 与各自变量间呈线性关系，P 为自变量取值为 X 时个体发病的概率，$P/1-P$ 为发病的概率与未发病的概率之比，称为优势（odds），β_0 为常数项，β_j 为 Logistic 回归的偏回归系数。β_j 指的是其他自变量固定不变的条件下，X_j 改变一个单位引起的优势比（odds ratio，OR）的自然对数，即 $OR = \exp(\beta_j)$。

当因变量 $Y=1$ 表示研究者关心的复发或死亡等负面事件，$X=1$ 表示存在某因素时，若 X_j 的回归系数 $\beta_j > 0$ 或 $OR > 1$，则 X_j 为结局事件的危险因素；若 $\beta_j < 0$ 或 $OR < 1$，则 X_j 为结局事件的保护因素；当 $\beta_j = 0$ 时，$OR = 1$，表示该自变量对结局事件发生与否没有影响。

偏回归系数的估计通常采用极大似然估计（maximum likelihood estimation，MLE），可借助统计软件完成计算。对总体回归模型进行假设检验常用的方法为似然比检验、Score 检验和 Wald 检验。

与多重线性回归一样，Logistic 回归模型中筛选变量的方法主要有向前筛选法、向后剔除法、逐步回归法、最优子集法。但所用的检验统计量不再是多重回归中的 F 统计量，而是采用似然比检验的 G 统计量。

12.2.3　Cox 回归分析

Cox 回归分析适用于分析生存资料，即研究者不仅关心终点事件如死亡或复发等是否发生，也关心发生这些终点事件经历了多长时间，在进行资料的统计分析时，需要将终点事件是否发生和发生的时间信息等结合起来。

Cox 回归模型如下所示：

$$h_i(t,X) = h_0(t)\exp(\beta_1 X_1 + \beta_2 X_2 + \cdots + \beta_j X_j) \tag{12-5}$$

$h_i(t,X)$ 为 t 时刻的死亡风险函数，风险比（hazard ratio，HR）是任意两个个体风险函数之比。$h_0(t)$ 是基准风险函数，即全部自变量取值为 0 时的风险函数，与时间 t 有关。β_1，β_2，$\cdots$，β_j 为相应自变量的偏回归系数，系数的实际意义是：在其他自变量不变的条件下，自变量 X_j 每变化一个单位所引起的风险比 HR 的自然对数。

$$\ln HR_j = \beta_j, HR_j = e^{\beta_j} \tag{12-6}$$

当 $X_j > 0$ 时，$HR_j > 1$，说明 X_j 增加时，风险率增加，即 X_j 为结局事件的危险因素；当 $\beta_j < 0$ 时，$HR_j < 1$，说明 X_j 增加时，风险率下降，即 X_j 为结局事件的保护因素；当 $\beta_j = 0$ 时，$HR_j = 1$，说明 X_j 增加时，风险率不变，即 X_j 为对结局无影响。

　　参数的估计常采用偏似然估计（partial likelihood estimate）。回归系数假设检验的方法有三种：Score 检验、Wald 检验、似然比检验。与多重线性回归、多重 Logistic 回归一样，筛选变量的方法主要有：向前筛选法、向后剔除法、逐步回归法、最优子集法。

　　比例风险假定（PH 假定）：假定任意两个个体风险函数之比保持一个恒定的比例，与时间 t 无关，称为比例风险（proportional hazards）假定，简称 PH 假定，即模型中协变量的效应不随时间改变而改变。只有满足该假定，基于 Cox 回归模型的分析和预测才是有效的。检查某自变量是否满足 PH 假定时最简单的方法是观察按该变量分组的 Kaplan-Meier 生存曲线，若生存曲线明显交叉，则提示不满足 PH 假定。

　　三种回归分析比较见表 12-1。

表 12-1　多重线性回归、Logistic 回归和 Cox 回归的比较

	多重线性回归	Logistic 回归	Cox 回归
因变量及分布	连续变量 正态分布	分类变量 二项分布	二分类变量和生存时间 无特定要求
自变量	连续变量、分类变量	连续变量、分类变量	连续变量、分类变量
模型结构	$\mu_Y = \beta_0 + \sum \beta_j X_j$	$\text{logit}(\pi) = \beta_0 + \sum \beta_j X_j$	$h(t) = h_0(t)\exp\left(\sum \beta_j X_j\right)$
变量筛选	前进法、后退法、逐步法	前进法、后退法、逐步法	前进法、后退法、逐步法
参数估计	最小二乘法	极大似然法	偏似然估计
参数检验	F 检验，t 检验	似然比检验，Wald 检验	似然比检验，Wald 检验
参数解释	其他变量不变条件下，变量 X_j 每改变一个单位所引起的 Y 的平均改变量	其他变量不变条件下，变量 X_j 每改变一个单位所引起的优势比 OR 的自然对数	其他变量不变条件下，变量 X_j 每增加一个单位所引起的风险比 HR 的自然对数
应用	影响因素分析，校正混杂因素后的组间比较，预测（估计 Y）	影响因素分析，校正混杂因素后的组间比较，预测（估计 π）	影响因素分析，校正混杂因素后的组间比较，预测［估计 $S(t)$］

12.3 习 题

12.3.1 选择题

A1 型（单句型最佳选择题）

（1）在多重线性回归分析中，得到的某个解释变量 x_i 的偏回归系数为 -0.30，并经 t 检验发现有统计学意义，说明_____。

A. x_i 增加 1 个单位，Y 平均减少 30%

B. x_i 增加 1 个单位，Y 平均增加 30%

C. x_i 增加 1 个单位，Y 平均减少 0.30 个单位

D. x_i 增加 1 个单位，Y 平均增加 0.30 个单位

E. x_i 对 Y 的影响占 Y 变异的 30%

（2）用最小二乘法确定多重线性直线回归方程的原则是各观察点_____。

A. 距离直线的纵向距离平方和最小　　　　B. 距离直线的垂直距离平方和最小

C. 距离直线的垂直距离之和最小　　　　　D. 距离直线的纵向距离之和最小

E. 距离直线的水平距离之和最小

（3）对整个多重线性方程（共 t 个解释变量，总样本数为 n）做方差分析时，$SS_{回归}$ 的自由度为_____。

A. $t-1$　　　　B. t　　　　C. $n-1$　　　　D. $n-t$　　　　E. n

（4）在 Logistic 回归分析中，其他条件不变时，自变量"性别"赋值由 0、1 改为 0、2，则关于"性别"变量的回归系数，下列说法正确的是_____。

A. 回归系数值保持不变　　　　　　　　B. 回归系数值变为原来的一半

C. 回归系数值变为原来的 2 倍　　　　　D. 回归系数值变为原来的 $e^{1/2}$ 倍

E. 回归系数值变为原来的 e^2 倍

（5）Logistic 回归系数与 OR 的关系为_____。

A. $\beta > 0$ 等价于 $OR > 1$　　　　　　　　B. $\beta > 0$ 等价于 $OR < 1$

C. $\beta = 0$ 等价于 $OR = 1$　　　　　　　　D. $\beta < 0$ 等价于 $OR < 1$

E. A、C、D 均正确

（6）Logistic 回归中自变量如果为无序多分类变量，宜适当定义哑变量后，与其他自变量一起进行变量筛选，哑变量的筛选可采用_____。

A. 前进法　　　　B. 后退法　　　　C. 逐步法　　　　D. A，B，C 均可

E. 应将几个哑变量作为一个因素，整体进/出回归方程

（7）下列关于 Cox 回归中，如果结局是死亡，则 HR 值的解释正确的是_____。

A. 某变量的 HR 值大于 1，说明该变量是危险因子

B. 某变量的 HR 值大于 1 且假设检验后有意义，说明该变量是危险因子

C. 某变量的 HR 值小于 1，说明该变量是保护因子

D. 某变量的 HR 值小于 1 且假设检验后有意义，说明该变量是危险因子

E. 某变量的 HR 值等于1，说明该变量是危险因子

（8）关于 Cox 回归的用途，下列说法错误的是_____。

A. 用于考察某个或某些因素对生存的影响

B. 用于校正混杂因素后进行组间比较

C. 通过计算标准化偏回归系数，比较多个因素对生存影响的大小

D. 通过计算预后指数进行多因素生存预测，预后指数越大说明预后越好

E. 通过计算生存率进行多因素生存预测，生存率越高说明预后越好

（9）Cox 回归模型要求两个不同个体在不同时刻 t 的风险函数之比_____。

A. 随时间增加而减小　　　　　　B. 随时间增加而增加

C. 不随时间改变　　　　　　　　D. 视具体情况而定

E. 开始随时间增加而增加，后来随时间增加而减小

（10）在 Cox 回归分析中，若结局"发病"赋值为1，"未发病"赋值为0；影响因素"有暴露"赋值为1，"无暴露"赋值为0，下列说法中不正确的是_____。

A. 可以用于校正混杂因素后的组间比较

B. 对生存资料的分布类型没有要求

C. 某因素的偏回归系数大于1，表示该因素是危险因素

D. 偏回归系数表示其他自变量不变的条件下，变量 X_j 每增加一个单位所引起的 $\ln RR$

E. 要求协变量对生存率的影响不随时间的改变而改变

A2 型（病例摘要型最佳选择题）

（11）某研究人员想要研究吸烟年份（X_1）、吸烟频率（X_2）、吸烟数量（X_3）、年龄（X_4）对肺通气量（Y）的影响，并通过多重线性回归拟合了一个模型。现在研究人员想要了解这个模型是否能很好地拟合当前的样本数据，可以通过下面那个指标来判断_____。

A. R　　　　B. R^2　　　　C. $\sqrt{R}$　　　　D. R_{ad}^2　　　　E. β_1、β_2、β_3、β_4 各自的情况

（12）某医师观察了50例急性淋巴细胞白血病患者治疗1年后的生存资料，X_1 为入院时白细胞数（$\times 10^9 \, \mathrm{L}^{-1}$），$X_2$ 为淋巴结浸润度（分为0，1，2三级），X_3 为缓解出院后是否进行巩固治疗（$X_3 = 1$ 为有巩固治疗，$X_3 = 0$ 为无巩固治疗），Y 为观察结果（$Y = 1$ 为1年内死亡，$Y = 0$ 为生存1年以上）。请问如何分析该种资料_____。

A. 卡方检验　　　　　　B. 关联性分析　　　　　　C. 多重 Logistic 回归

D. Cox 回归　　　　　　E. 多重线性回归

（13）某研究人员欲了解肺癌组织类型（Y）与细胞分化程度（X_1）和 Ki67 细胞染色（X_2）的关系，得到的资料见表 12-2，请问该种资料如何分析_____。

表 12－2　细胞分化程度和 Ki67 细胞染色对肺癌组织类型的影响

细胞分化程度	Ki67 细胞染色	组织类型		
		鳞癌 $Y=1$	腺癌 $Y=2$	大细胞癌 $Y=3$
Ⅰ级（$X_1=1$）	阳性（$X_2=1$）	10	17	26
	阴性（$X_2=0$）	5	12	50
Ⅱ级（$X_1=2$）	阳性（$X_2=1$）	21	17	26
	阴性（$X_2=0$）	16	12	26
Ⅲ级（$X_1=3$）	阳性（$X_2=1$）	15	15	16
	阴性（$X_2=0$）	12	12	20

  A. 二分类 Logistic 回归　　　　　　B. 有序多分类 Logistic 回归
  C. 无序多分类 Logistic 回归　　　　D. Cox 回归
  E. 配对样本 t 检验

  （14）某医师收集 42 例口腔肿瘤患者用甲、乙两种疗法治疗的治疗结局，患者的多种基本特征变量及治疗结局发生的时间，用下列哪种方法分析两种疗效最合适？_____。

  A. 卡方检验　　　　　B. 简单线性回归　　　　C. 多重线性回归
  D. Cox 回归　　　　　E. 关联性分析

  （15）为探讨某恶性肿瘤的预后，某医生收集了 63 例患者的生存时间、结局、治疗方式、肿瘤的组织学类型等，用 Cox 回归进行生存分析，发现相对于治疗方式 B，治疗方式 A 的 HR 值为 2.34，95% 置信区间为［2.02，3.14］，下列关于该 HR 值的解释正确的是_____。

  A. 两种治疗方式效果一样好　　　　　B. 治疗方式 A 的效果更好
  C. 治疗方式 B 的效果更好　　　　　　D. 该 HR 值没有统计学意义
  E. 还要计算 HR 值对应的 P 值才能做出推断

12.3.2　判断题

  （1）多重线性回归分析中，多重线性回归的前提条件和简单线性回归的一样，可以任意选择前进法、后退法、逐步法、最优子集回归法等的其中一种方法来对自变量进行筛选。（　　）
  （2）可以直接利用每个自变量的偏回归系数来比较各自变量对因变量影响的大小。（　　）
  （3）Logistic 回归只适用于队列研究，不适用于病例—对照研究和横断面研究。（　　）
  （4）Logistic 回归中偏回归系数的估计通常采用最小二乘法估计。（　　）
  （5）Cox 回归分析不可以用于校正协变量后的组间比较。（　　）

12.3.3　简答题

  （1）多重线性回归中各自变量的偏回归系数的含义是什么？能否利用偏回归系数判断各自变量对因变量影响的大小？

（2）什么是多重线性回归中的多重共线性问题？多重共线性可能会对回归造成什么样的影响？

（3）在 Logistic 回归中若因变量的编码顺序改变，如原本二分类变量 Y 的取值 1 定为病例，取值 0 定为对照，现在 Y 的取值 1 改为对照，取值 0 定为病例，Logistic 回归分析结果有何变化？

（4）Logistic 回归模型中，偏回归系数 β_j 的解释意义是什么？

（5）进行 Cox 回归的基本假定是什么，如何检验该假定是否满足？

12.3.4 计算分析题

（1）某医院医生发表了其所在医院 1970—1989 年期间历年门诊人次 X_1，病床利用率 X_2，病床周转次数 X_3 和住院人数 Y 的数据（表 12 - 3），建立由 X_1、X_2、X_3 预测 Y 的线性回归方程。

作者采用逐步回归的方法建立了门诊人数、病床利用率和病床周转次数关于住院人数的多重回归方程，得到表 12 - 4 的结果，认为回归效果很好。但是，读者 A 做了残差分析图（图 12 - 1），认为回归效果不好。你认为谁对谁错？

表 12 - 3　某医院情况的统计资料

年份	住院人数（Y）	门诊人数（X_1）/万人	病床利用率（X_2）	病床周转次数（X_3）
1970	6 349	49.8	94.25%	19.84
1971	6 519	38.1	98.50%	20.37
1972	5 952	36.6	89.86%	18.80
1973	5 230	36.0	86.00%	16.34
1974	5 411	32.3	83.29%	16.91
1975	5 277	37.8	77.88%	18.07
1976	3 772	34.1	92.62%	17.96
1977	3 846	42.2	86.57%	18.31
1978	3 866	38.1	84.29%	18.41
1979	5 142	39.5	89.29%	20.61
1980	7 724	55.8	97.63%	21.72
1981	8 167	63.0	96.53%	23.33
1982	8 107	65.2	93.43%	21.91
1983	7 998	66.1	94.45%	21.05
1984	7 331	65.4	93.03%	19.96
1985	6 447	60.1	91.79%	18.81
1986	4 869	56.9	88.94%	15.82
1987	5 506	57.7	91.79%	16.01
1988	5 741	53.4	99.03%	16.59
1989	5 568	48.7	94.93%	19.09

表 12 -4 多重线性回归模型的参数估计

变量	非标准化系数		标准化系数	t	P
	b	Std. Error			
截距	-3 219.628	1 505.165		-2.139	0.047
	59.834	15.780	0.512	3.792	0.001
	327.553	85.725	0.515	3.821	0.001

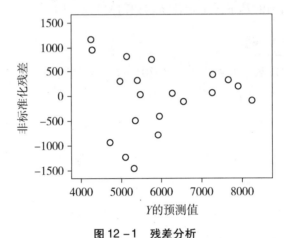

图 12 -1 残差分析

（2）在研究医院抢救急性心肌梗死（AMI）患者能否成功的危险因素调查中，某医院收集了 5 年中该院所有的 AMI 患者的抢救病例（有关危险因素很多，由于篇幅有限，本题仅列出 3 个），共 200 例（表 12 -5）。其中，$P = 0$ 表示抢救成功，$P = 1$ 表示抢救未能成功而死亡；$X_1 = 1$ 表示抢救前已发生休克，$X_1 = 0$ 表示抢救前未发生过休克；$X_2 = 1$ 表示抢救前发生心衰，$X_2 = 0$ 表示抢救前未发生心衰；$X_3 = 1$ 表示患者从开始 AMI 症状到抢救时已超过 12 小时（即：未能及时把患者送往医院），$X_3 = 0$ 表示患者从有 AMI 症状到抢救时未超过 12 小时。

试分析：①影响 AMI 患者抢救成功的因素。②预测 AMI 患者的抢救结果（成功还是失败）。

表 12 -5 AMI 患者的抢救危险因素资料

$P = 0$（在医院抢救成功）				$P = 1$（未能抢救成功而死亡）			
X_1	X_2	X_3	N	X_1	X_2	X_3	N
0	0	0	35	0	0	0	4
0	0	1	34	0	0	1	10
0	1	0	17	0	1	0	4
0	1	1	19	0	1	1	15
1	0	0	17	1	0	0	6
1	0	1	6	1	0	1	9
1	1	0	6	1	1	0	6
1	1	1	6	1	1	1	6

（3）某研究者观察了确诊后采取相同化疗方案的42例急性混合型白血病患者，欲了解患者病情的缓解是否会受到某种不良染色体的影响，将有无不良染色体 Chr（无 = 0，有 = 1）作为研究因素，治疗后5个月内（生存时间单位为月）症状是否缓解作为因变量 Y（缓解 = 1，未缓解 = 0），生存时间为 t，骨髓原幼细胞数分组 bl，详细数据见表 12 - 6。

某研究者按照术后有无不良染色体分组比较缓解率，见表 12 - 7。考虑到四格表存在两格例数小于 5，采用 Fisher 精确概率法，得到 P 值为 0.000 1，因此认为有不良染色体的缓解率高。评价下述分析方法，并改进此分析方法。

表 12 -6　急性混合型白血病患者化疗后观察数据

id (1)	Sex (2)	Y (3)	t (4)	bl (5)	Chr (6)	id (1)	Sex (2)	Y (3)	t (4)	bl (5)	Chr (6)
1	0.0	0.0	1.45	0.0	1.0	22	1.0	1.0	3.06	1.0	0.0
2	0.0	0.0	1.47	0.0	1.0	23	1.0	1.0	3.49	1.0	0.0
3	1.0	0.0	2.20	0.0	1.0	24	1.0	1.0	2.12	1.0	0.0
4	1.0	0.0	2.53	0.0	1.0	25	1.0	1.0	3.52	1.0	0.0
5	0.0	0.0	1.78	0.0	1.0	26	1.0	1.0	3.05	1.0	0.0
6	1.0	1.0	2.57	0.0	1.0	27	1.0	1.0	2.32	1.0	0.0
7	1.0	1.0	2.32	0.0	1.0	28	1.0	1.0	3.26	1.0	1.0
8	1.0	0.0	2.01	0.0	1.0	29	1.0	1.0	3.49	1.0	0.0
9	1.0	0.0	2.05	0.0	0.0	30	1.0	1.0	3.97	1.0	0.0
10	1.0	0.0	2.16	0.0	0.0	31	1.0	1.0	3.05	1.0	1.0
11	1.0	1.0	3.60	0.0	1.0	32	1.0	1.0	2.32	1.0	1.0
12	1.0	1.0	2.88	0.0	0.0	33	1.0	1.0	3.26	1.0	1.0
13	1.0	1.0	2.60	0.0	0.0	34	1.0	1.0	3.49	1.0	1.0
14	1.0	0.0	2.70	0.0	0.0	35	1.0	1.0	3.97	1.0	1.0
15	1.0	1.0	2.96	0.0	0.0	36	1.0	1.0	4.36	1.0	1.0
16	1.0	1.0	3.28	0.0	0.0	37	1.0	1.0	2.42	1.0	1.0
17	0.0	0.0	1.97	1.0	1.0	38	1.0	1.0	4.01	1.0	1.0
18	1.0	1.0	2.73	1.0	0.0	39	1.0	1.0	4.91	1.0	1.0
19	1.0	1.0	2.95	1.0	0.0	40	1.0	1.0	4.48	1.0	1.0
20	1.0	1.0	2.30	1.0	0.0	41	1.0	1.0	2.80	1.0	1.0
21	0.0	1.0	1.50	1.0	0.0	42	1.0	1.0	5.00	1.0	1.0

表 12 -7　有无不良染色体缓解率比较

分　组	未缓解/人	缓解/人	合计/人	缓解率
无不良染色体	10	6	16	37.5%
有不良染色体	1	25	26	96.2%
合计	11	31	42	73.8%

12.4 SPSS 应用

例 12 - 1 27 名糖尿病患者的血清总胆固醇、甘油三酯、空腹胰岛素、糖化血红蛋白、空腹血糖的测量值如表 12 - 8 所示。试建立血糖含量与 $X_1 \sim X_4$ 四种指标的多重线性回归方程。

表 12 - 8 27 名糖尿病患者的血糖及有关指标的测量结果

单位：mmol/L

序号	总胆固醇（X_1）	甘油三酯（X_2）	胰岛素（X_3）	糖化血红蛋白（X_4）	血糖（Y）
1	5.68	1.90	4.53	9.20	11.2
2	3.79	1.64	7.32	6.90	8.8
3	6.02	3.56	6.95	10.80	12.3
4	4.85	1.07	5.88	8.30	11.6
5	4.60	2.32	4.05	8.50	13.4
6	6.05	0.64	1.42	13.60	18.3
7	4.90	8.50	9.60	8.50	11.1
8	7.08	3.00	6.75	11.50	12.1
9	3.85	2.11	10.28	7.90	9.6
10	4.65	0.63	6.59	7.10	8.4
11	4.59	1.97	3.61	8.70	9.3
12	4.29	1.97	6.61	7.80	10.6
13	7.97	1.93	7.57	9.90	8.4
14	6.19	1.18	1.42	7.90	9.6
15	6.13	2.06	9.35	10.35	10.9
16	5.71	1.78	8.53	9.00	10.1
17	6.40	2.40	4.53	10.30	14.8
18	6.06	3.67	9.79	8.10	9.1
19	5.09	1.03	2.53	8.90	10.8
20	6.13	1.71	5.28	9.90	10.2
21	5.78	3.36	2.96	9.00	13.6
22	5.43	1.13	4.31	11.30	14.9
23	6.50	6.21	3.47	12.30	16.0
24	7.98	7.92	3.37	9.80	13.2
25	11.54	10.89	1.20	10.50	20.0
26	5.84	0.92	8.61	8.40	13.3
27	3.84	1.20	6.45	10.60	10.4
28	6.01	2.55	4.44	10.50	11.4
29	7.00	2.10	5.25	10.60	12.2
30	7.50	5.50	6.50	11.00	13.1

1）输入或调用已有的数据文件，见图 12－2。

	ID	X1	X2	X3	X4	Y
1	1	5.68	1.90	4.53	9.20	11.20
2	2	3.79	1.64	7.32	6.90	8.80
3	3	6.02	3.56	6.95	10.80	12.30
4	4	4.85	1.07	5.88	8.30	11.60
5	5	4.60	2.32	4.05	8.50	13.40
6	6	6.05	.64	1.42	13.60	18.30
7	7	4.90	8.50	9.60	8.50	11.10
8	8	7.08	3.00	6.75	11.50	12.10
9	9	3.85	2.11	10.28	7.90	9.60
10	10	4.65	.63	6.59	7.10	8.40
11	11	4.59	1.97	3.61	8.70	9.30
12	12	4.29	1.97	6.61	7.80	10.60

图 12－2 例 12－1 的部分数据

2）多重线性回归分析。

（1）调用多重线性回归过程：Analyze → Regression → Linear...。

（2）多重线性回归对话框见图 12－3。

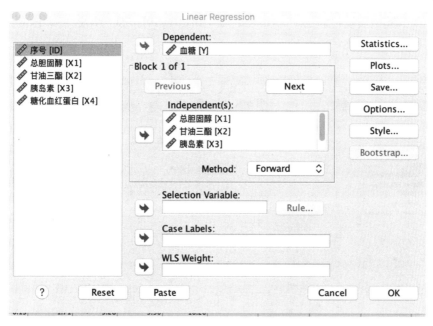

图 12－3 Linear Regression 对话框

Dependent：用于定义因变量，本研究的因变量为血糖（Y）。

Independent（s）：用于定义自变量，本研究的自变量包括总胆固醇（X_1）、甘油三酯（X_2）、胰岛素（X_3）和糖化血红蛋白（X_4）。

Method：用于选择自变量的筛选方法，本研究采用 Forward（前进法）。

3）主要结果（图 12 - 4 至图 12 - 6）与解释。

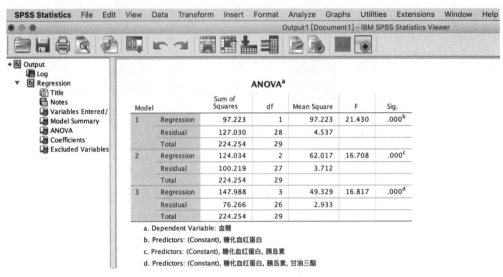

图 12 - 4　模型方差分析结果

图 12 - 4 的模型 1 ～ 3 为采用 Forward 方法对自变量筛选的过程中产生的模型，其中模型 3 为最终的多重线性回归模型。模型纳入了糖化血红蛋白、胰岛素和甘油三酯三个变量，回归模型假设检验的 $F = 16.817$，$P < 0.001$，可以认为用该三个自变量拟合的多重线性回归模型有统计学意义。

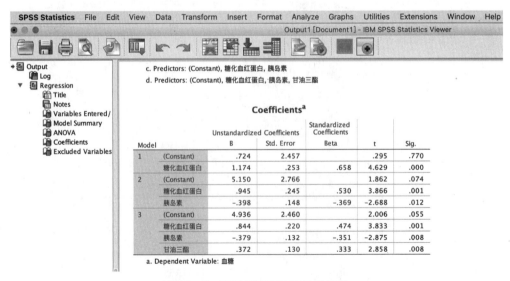

图 12 - 5　变量偏回归系数估计结果

由图 12 - 5 可见，对多重线性回归方程偏回归系数估计，可得回归方程为：

$$\hat{Y} = 4.936 + 0.372 X_2 - 0.379 X_3 + 0.844 X_4$$

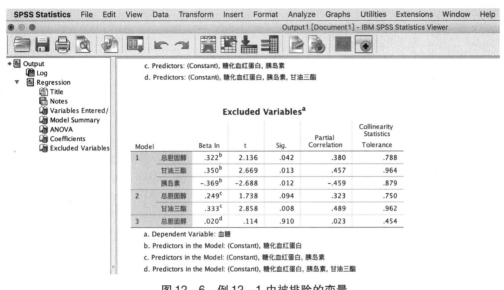

图 12 - 6　例 12 - 1 中被排除的变量

图 12 - 6 显示了在模型构建中被排除的变量的信息。X_1 的偏回归系数经 t 检验无统计学意义，故未被纳入回归方程中。

例 12 - 2　为了探讨冠心病发生的有关危险因素，对 26 例冠心病患者和 28 例对照者进行病例—对照研究，收集了年龄等 8 个因素的资料，各因素的变量表示及赋值见表 12 - 9，具体数据见表 12 - 10。试选用合适的多重回归模型对该资料进行多重回归分析。

表 12 - 9　冠心病 8 个可能的相关因素及赋值

因素	变量名	赋值说明
年龄/岁	X_1	"<45" =1，"45～54" =2，"55～64" =3，"≥65" =4
高血压史	X_2	无 =0，有 =1
高血压家族史	X_3	无 =0，有 =1
吸烟	X_4	不吸 =0，吸 =1
高血脂史	X_5	无 =0，有 =1
动物脂肪摄入	X_6	低 =0，高 =1
BMI	X_7	"<24" =1，"24～26" =2，"≥26" =3
A 型性格	X_8	否 =0，是 =1
冠心病	Y	对照 =0，病例 =1

表 12 – 10 冠心病相关因素的病例对照研究

id	X_1	X_2	X_3	X_4	X_5	X_6	X_7	X_8	Y
1	3	1	0	1	0	0	1	1	0
2	2	0	1	1	0	1	1	0	0
3	2	1	0	1	0	0	1	0	0
4	2	0	0	1	0	0	1	0	0
5	3	0	0	1	0	1	1	1	0
6	3	0	1	1	0	0	2	1	0
7	2	0	1	0	0	0	1	0	0
8	3	0	1	1	1	0	1	0	0
9	2	0	0	0	0	0	1	1	0
10	1	0	0	1	0	1	1	0	0
11	1	0	1	0	0	0	1	1	0
12	1	0	0	0	0	1	2	1	0
13	2	0	0	0	0	0	1	0	0
14	4	1	0	1	0	0	1	0	0
15	3	0	1	1	0	0	1	1	0
16	1	0	0	1	0	0	3	1	0
17	2	0	0	1	0	0	1	0	0
18	1	0	0	1	0	1	1	1	0
19	3	1	1	1	1	0	1	0	0
20	2	1	1	1	1	0	2	0	0
21	3	1	0	1	0	0	1	0	0
22	2	1	1	0	1	0	3	1	0
23	2	0	0	1	1	0	1	1	0
24	2	0	0	0	0	0	1	0	0
25	2	0	1	0	0	0	1	0	0
26	2	0	0	1	1	0	1	1	0
27	2	0	0	0	0	0	1	0	0
28	2	0	0	0	0	0	2	1	0
29	2	1	1	1	0	1	2	1	1
30	3	0	0	1	1	1	2	1	1
31	2	0	0	1	1	1	1	0	1
32	3	1	1	1	1	1	3	1	1
33	2	0	0	1	0	0	1	1	1

续表 12 - 10

id	X_1	X_2	X_3	X_4	X_5	X_6	X_7	X_8	Y
34	2	0	1	0	1	1	1	1	1
35	2	0	0	1	0	1	1	0	1
36	2	1	1	1	1	0	1	1	1
37	3	1	1	1	1	0	1	1	1
38	3	1	1	1	0	1	1	1	1
39	3	1	1	1	1	0	1	1	1
40	3	0	1	0	0	0	1	0	1
41	2	1	1	1	1	0	2	1	1
42	3	1	0	1	0	1	2	1	1
43	3	1	0	1	0	0	1	1	1
44	3	1	1	1	1	1	2	0	1
45	4	0	0	1	1	0	3	1	1
46	3	1	1	1	1	0	3	1	1
47	4	1	1	1	1	0	3	0	1
48	3	0	1	1	1	0	1	1	1
49	4	0	0	1	0	0	2	1	1
50	1	0	1	1	1	0	2	1	1
51	2	0	1	1	0	1	2	1	1
52	2	1	1	1	0	0	2	1	1
53	2	1	0	1	0	0	1	1	1
54	3	1	1	0	1	0	3	1	1

1）输入或调入已有的数据文件，见图 12 - 7。

id	X1	X2	X3	X4	X5	X6	X7	X8	Y
1	3	1	0	1	0	0	1	1	0
2	2	0	1	1	0	1	1	0	0
3	2	1	0	1	0	0	1	0	0
4	2	0	0	1	0	0	1	1	0
5	3	0	0	1	0	1	1	1	0
6	3	0	1	1	0	0	2	1	0
7	2	0	1	0	0	0	1	1	0
8	3	0	1	1	1	0	1	1	0
9	2	0	0	0	0	0	1	1	0
10	1	0	0	1	0	1	1	0	0
11	1	0	0	0	0	0	1	1	0
12	1	0	0	0	0	1	2	1	0
13	2	0	0	0	0	0	1	0	0
14	4	1	0	1	0	0	1	0	0
15	3	0	1	1	0	0	1	1	0

图 12 - 7 例 12 - 2 的部分数据

2）Logistic 回归分析。

（1）调用回归分析过程：$\boxed{\text{Analyze}}$ → $\boxed{\text{Regression}}$ → $\boxed{\text{Binary Logistic}}$。

（2）Logistic Regression 对话框，见图 12 - 8。

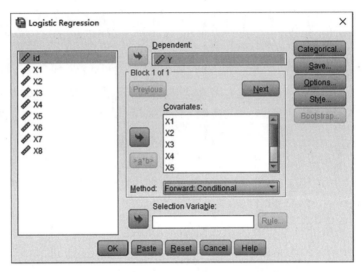

图 12 - 8　Logistic Regression 主对话框

Dependent：用于定义因变量，本例中定义为 Y 变量（是否有冠心病）。

Covariates：用于定义协变量（自变量），本例的自变量包括 $X_1 \sim X_8$。

Block：用于选择不同的自变量、因变量或不同的变量筛选方法（如 enter、forward 等）来建立回归模型，可以将其保存在 Block 内，如果要再调用这种方法时，可以用 Previous 与 Next 来选择。

Method：设定模型中自变量的筛选方法，本例中选用 Forward：Conditional（前进法）。

（3）Categorical 对话框，见图 12 - 9。

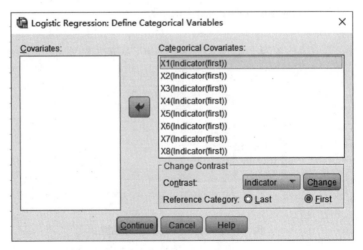

图 12 - 9　Logistic Regression：Define Categorical Variables 对话框

Categorical Covariates：用于定义要进行哑元化的分类变量，本例中选入 $X_1 \sim X_8$。

Change Contrast：本例中，设定年龄（岁）＜45；无高血压史；无高血压家族史；不吸烟；无高血脂史；动物脂肪摄入低；$BMI < 24$ 和非 A 型性格为对照组。

（4）Save 对话框，见图 12 – 10。

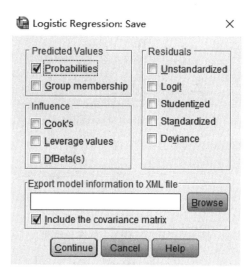

图 12 – 10　Logistic Regression：Save 对话框

Predicted Values：在考虑使用 Logistic 模型进行预测时，选中 Predicted Values 中的 Probabilities，可产生预测概率值。

（5）Options 对话框，见图 12 – 11。

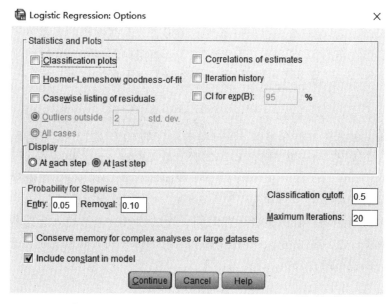

图 12 – 11　Logistic Regression：Options 对话框

CI for exp（B）95%：显示 *OR* 值的 95% 的置信区间。

Display：At each step，逐步回归中显示每一步回归方程；At last step，前进法中显示最后的结果。本例可选 At last step。

Probability for Stepwise：逐步回归中选入变量和排除变量的标准。本例可用默认标准。

3）主要结果（图 12－12）与解释。

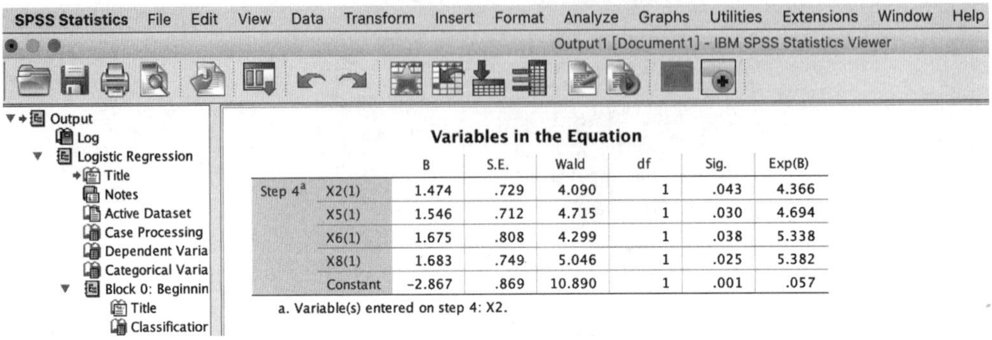

Variables in the Equation

		B	S.E.	Wald	df	Sig.	Exp(B)
Step 4[a]	X2(1)	1.474	.729	4.090	1	.043	4.366
	X5(1)	1.546	.712	4.715	1	.030	4.694
	X6(1)	1.675	.808	4.299	1	.038	5.338
	X8(1)	1.683	.749	5.046	1	.025	5.382
	Constant	-2.867	.869	10.890	1	.001	.057

a. Variable(s) entered on step 4: X2.

图 12－12　例 12－2 的统计结果

图 12－12 显示了最终的 Logistic 回归模型：高血压史（X_2）、高血脂史（X_5）、动物脂肪摄入（X_6）、A 型性格（X_8）均为出现冠心病的危险因素，四个变量的回归系数均为正值，提示有高血压史、有高血脂史、动物脂肪摄入高、A 型性格的人发生冠心病的优势比 *OR* 增加。其余三个因素取值不改变的情形下，有高血压史的人发生冠心病的优势比 *OR* 是无高血压史的 4.366（$e^{1.474}$）倍；其余三个因素取值不改变情形下，有高血脂史的人发生冠心病的优势比 *OR* 是无高血脂史的 4.694（$e^{1.546}$）倍；其余三个因素取值不改变情形下，动物脂肪摄入高的人发生冠心病的优势比 *OR* 是动物脂肪摄入低的 5.338（$e^{1.675}$）倍；其余三个因素取值不改变情形下，A 型性格的人发生冠心病的优势比 *OR* 是非 A 型性格的 5.382（$e^{1.683}$）倍。由 Logistic 回归分析结果得出回归模型为：

$$\text{logit } P = -2.867 + 1.474X_2 + 1.546X_5 + 1.675X_6 + 1.683X_8$$

例 12－3　某研究欲考察某类型心脏病患者植入起搏器的预后生存时间和结局情况，以及两种起搏器是否存在差别；统计接受治疗的 60 例患者预后生存情况。X_1：起搏器种类（0：A 类；1：B 类），X_2：年龄，X_3：*BMI*，X_4：糖尿病史（0：无，1：有），X_5：高血压史（0：无，1：有）；t：生存时间（月）；status：生存结局，死亡 = 1，截尾 =0。数据如表 12－11 所示。

研究者欲分析影响心脏病患者生存时间长短的因素，包括植入起搏器的种类、年龄、*BMI*、糖尿病史、高血压史，并根据影响因素进行不同时间点上生存率的预测，试选用合适的方法进行统计分析。

表 12-11 60 例受试对象基线信息、疾病史、术后生存时间及结局

id	X_1	X_2	X_3	X_4	X_5	t	状态	id	X_1	X_2	X_3	X_4	X_5	t	状态
1	0	81	20.6	0	1	61	1	31	1	67	26.6	1	0	74	1
2	0	69	19.8	0	0	87	0	32	1	86	24.4	0	0	24	0
3	0	68	27.0	0	1	72	0	33	1	78	28.5	0	1	44	1
4	0	80	29.1	0	0	60	1	34	1	67	25.7	0	1	72	1
5	0	63	23.6	1	1	27	1	35	1	77	27.8	0	1	83	1
6	0	79	25.7	1	0	67	1	36	1	86	21.2	1	0	13	0
7	0	82	30.0	0	0	71	1	37	1	75	27.3	0	0	41	0
8	0	67	23.2	0	1	90	1	38	1	87	23.9	0	1	52	1
9	0	64	23.7	0	0	40	0	39	1	73	20.7	0	1	49	1
10	0	81	28.7	0	1	45	1	40	1	66	20.6	0	1	81	1
11	0	62	19.9	0	1	80	0	41	1	69	23.0	1	0	72	1
12	0	77	27.7	0	0	50	1	42	1	64	20.2	0	0	91	0
13	0	86	28.4	0	1	39	1	43	1	84	20.7	0	1	36	1
14	0	64	21.0	1	1	34	1	44	1	65	17.6	0	1	82	1
15	0	84	24.7	0	0	67	1	45	1	60	21.5	0	0	97	0
16	0	71	28.1	1	0	43	1	46	1	63	22.5	1	0	48	1
17	0	67	19.1	0	1	57	1	47	1	77	24.2	1	1	21	1
18	0	81	24.9	0	0	61	1	48	1	82	19.7	0	0	37	1
19	0	78	22.7	1	1	32	1	49	1	68	24.2	0	0	69	0
20	0	69	29.2	0	1	67	1	50	1	70	28.9	0	1	71	1
21	0	63	26.1	0	0	90	0	51	1	75	23.2	0	1	42	1
22	0	71	23.9	0	0	87	1	52	1	66	24.6	0	1	92	1
23	0	79	22.2	1	1	22	1	53	1	80	26.7	1	0	68	1
24	0	68	26.8	0	0	87	0	54	1	87	22.0	0	0	38	0
25	0	63	33.1	0	1	78	1	55	1	79	25.4	0	0	90	1
26	0	77	27.8	1	1	27	1	56	1	71	25.1	1	1	40	1
27	0	69	29.7	0	0	72	0	57	1	80	29.9	0	1	32	1
28	0	80	24.1	1	1	26	1	58	1	66	26.5	1	0	72	1
29	0	87	25.8	0	0	16	0	59	1	81	26.1	1	1	19	1
30	0	67	26.2	1	0	91	1	60	1	66	25.2	1	1	51	1

1）直接输入或调入已有的数据文件，见图 12-13。

	🖉 id	🝔 X1	🖉 X2	🖉 X3	🝔 X4	🝔 X5	🖉 t	🝔 status
1	1	0	81	20.6	0	1	61	1
2	2	0	69	19.8	0	0	87	0
3	3	0	68	27.0	0	1	72	0
4	4	0	80	29.1	0	0	60	1
5	5	0	63	23.6	1	1	27	1
6	6	0	79	25.7	1	0	67	1
7	7	0	82	30.0	0	0	71	1
8	8	0	67	23.2	0	1	90	1
9	9	0	64	23.7	0	0	40	0
10	10	0	81	28.7	0	1	45	1

图 12 – 13   例 12 – 3 的部分数据

2）Cox 回归分析。

（1）调用回归分析过程： Analyze → Survival → Cox Regression 。

（2）Cox Regression 对话框，见图 12 – 14。

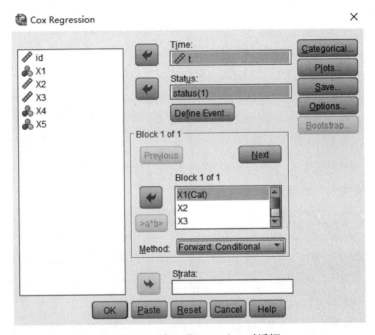

图 12 – 14   Cox Regression 对话框

Time：用于定义生存时间变量。本例中的生存时间变量为 time。

Status：用于定义结局变量。本例中的结局变量为 survival。

Define Event：用于定义表示终点事件发生的数值。本例中 1 表示死亡。

Block：用于选择不同的自变量、因变量或不同的变量筛选方法（如 enter、forward 等）来建立回归模型，可以将其保存在 Block 内，如果要再调用这种方法时，可以用 Previous 与 Next 来选择。

Covariate：用于定义自变量。本例中选入 $X_1 \sim X_5$。

Method：设定模型中自变量的筛选方法。本例中用 Forward：Conditional （前进法）筛选自变量。

（3）Categorical 对话框，见图 12 - 15。

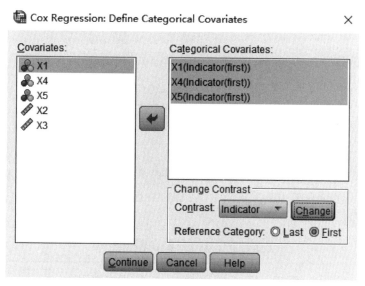

图 12 - 15　Cox Regression：Define Categorical Covariates 对话框

Categorical Covariates：用于定义要进行哑元化的分类变量，本例中将代表起搏器种类的 X_1，代表糖尿病的 X_4，代表高血压的 X_5 选入。

Change Contrast：用于定义要进行哑元化的分类变量，为分类变量设定对照组，设定 first 或者 last 为对照组，点击 Change 以完成设定。本例中设定 A 类起搏器，无糖尿病史和无高血压史为对照组。

（4）Save 对话框，见图 12 - 16。

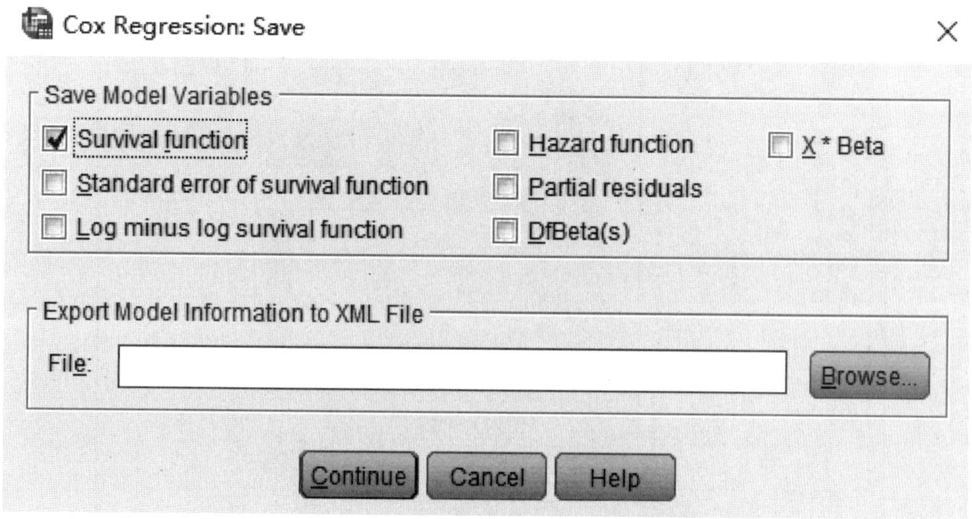

图 12 - 16　Cox Regression：Save 对话框

Survival function：新生成一列变量，用于保存模型计算出的每个个体的生存率。本例中选中 |Survival function|。

（5）Options 对话框，见图 12 – 17。

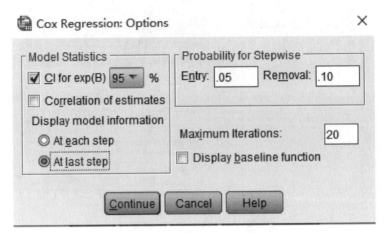

图 12 – 17　Cox Regression：Options 对话框

CI for exp（B）95%：显示 *HR* 值的 95% 的置信区间。

Display model information：At each step，逐步回归中显示每一步回归方程；At last step，前进法中显示最后的结果。本例可选 At last step。

Probability for Stepwise：逐步回归中选入变量和排除变量的标准。本例可用默认标准。

3）主要结果（图 12 – 18、图 12 – 19）与解释。

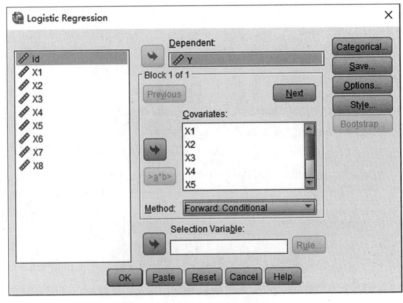

图 12 – 18　例 12 – 3 的统计结果

图 12－18 显示最终的 Cox 回归模型：年龄（X_2）、糖尿病史（X_4）和高血压病史（X_5）均为植入起搏器的心脏病患者发生死亡的危险因素。三个变量的偏回归系数均为正值，提示年龄增大、有糖尿病史和高血压病史的患者死亡的概率增高。其他两个自变量取值不变的情形下，年龄每增加 1 岁，死亡风险增加 0.147 倍；其他两个自变量取值不变的情形下，有糖尿病史的患者死亡风险是无糖尿病史患者死亡风险的 11.290 倍；其他两个自变量取值不变的情形下，有高血压病史的患者死亡风险是无高血压病史患者死亡风险的 8.853 倍。由 Cox 回归分析结果，得出回归模型为：

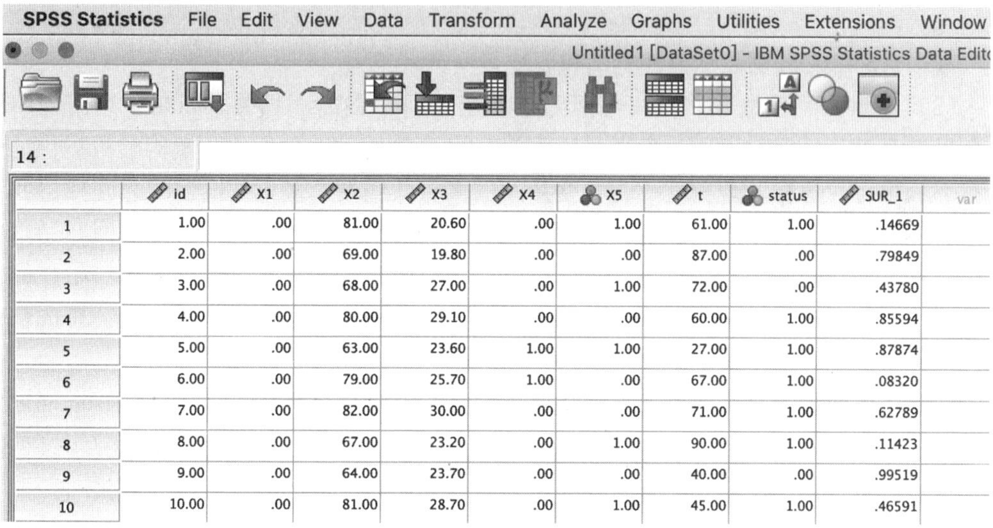

	id	X1	X2	X3	X4	X5	t	status	SUR_1	var
1	1.00	.00	81.00	20.60	.00	1.00	61.00	1.00	.14669	
2	2.00	.00	69.00	19.80	.00	.00	87.00	.00	.79849	
3	3.00	.00	68.00	27.00	.00	1.00	72.00	.00	.43780	
4	4.00	.00	80.00	29.10	.00	.00	60.00	1.00	.85594	
5	5.00	.00	63.00	23.60	1.00	1.00	27.00	1.00	.87874	
6	6.00	.00	79.00	25.70	1.00	.00	67.00	1.00	.08320	
7	7.00	.00	82.00	30.00	.00	.00	71.00	1.00	.62789	
8	8.00	.00	67.00	23.20	.00	1.00	90.00	1.00	.11423	
9	9.00	.00	64.00	23.70	.00	.00	40.00	.00	.99519	
10	10.00	.00	81.00	28.70	.00	1.00	45.00	1.00	.46591	

图 12－19　Cox 回归模型的生存率估计值

$$h(t) = h_0(t)\exp(0.137\,27\,X_2 + 2.423\,91\,X_4 + 2.180\,77\,X_5)$$

图 12－19 显示了表 12－11 中前 10 位患者所对应生存时间的生存率。如第 1 位患者 61 个月的生存率估计为 14.67%。

12.5 习题参考答案

【选择题】

（1）C　（2）A　（3）B　（4）B　（5）E　（6）E　（7）B　（8）D

（9）C　（10）C　（11）D　（12）C　（13）C　（14）D　（15）C

【判断题】

（1）错　（2）错　（3）错　（4）错　（5）错

【简答题】

（1）偏回归系数 β_j 表示当方程中其他自变量保持不变时，自变量 X_j 每增加一个单位，因变量 Y 平均变化 b_j 个单位。因为自变量间的量纲不同，不能直接利用偏回归系数判断自变量对因变量影响程度的大小，可以使用如下方法来进行比较：

可以将原始数据进行标准化：

$$x_i = \frac{x_i - \bar{x}}{S_i}$$

用标准化的数据进行回归模型拟合，得到的偏回归系数即为标准化偏回归系数，可以直接通过标准化偏回归系数的绝对值大小来判断自变量对因变量的影响大小。

可以直接利用偏回归系数计算标准化偏回归系数：

$$b_j' = \frac{S_j}{S_y} b_j$$

其中，S_j 和 S_y 分别表示自变量 x_j 和因变量 y 的标准差。

（2）多重共线性是在多重线性回归中自变量间存在高度相关。如在一个回归中的自变量有身高、体重与 BMI，身高、体重与 BMI 高度相关，他们为预测因变量提供的信息有部分重合，这样的现象就称为自变量间的多重共线性。多重共线性的存在使得我们无法真实地判断自变量间对因变量的预测能力，它对回归的影响包括：使得回归系数的抽样误差（即标准误）增大，使得有统计学意义的变量变得无意义；使回归系数的估计值大小发生改变，甚至符号发生改变。在实际研究中可以采用逐步筛选法筛选自变量，从而在一定程度上避免多重共线性问题。

（3）Y 的取值 1 改为对照，取值 0 定为病例，因变量交换赋值，两个 logistic 回归方程的参数估计绝对值相等，即回归系数绝对值不变，但正负号相反；优势比互为倒数，含义有所区别，但实质意义一样；模型拟合检验和回归系数的假设检验结果相同。

（4）偏回归系数 β_j 的意义是在其他变量不变条件下，自变量 X_j 每改变一个单位所引起的优势比 OR 的自然对数。

（5）Cox 模型回归的基本假定是比例风险假定（PH 假定）。只有满足该假定的前提下，基于此模型的分析预测才是有效的。检验 PH 假定最简单的方法是观察按该变量分组的 Kaplan-Meier 生存曲线，若曲线明显交叉，提示不满足 PH 假定。

【计算分析题】

（1）要点：虽然作者采用逐步回归的方法建立了门诊人数、病床利用率和病床周转次数关于住院人数的多重回归方程，且从结果中可以看出，整个方程是有统计学意义的，各个总体偏回归系数不为零，确定系数等于 0.861。但是，该作者没有考虑资料是否适合进行多重线性回归分析。对回归分析的结果进行残差分析，残差图提示资料不满足方差齐的要求。Durbin-Watson 统计量等于 0.580，结果提示资料不满足独立性的要求。该结果也符合常识：同一医院不同年份之间的数据不是独立的。所以可以认为本资料不满足多重线性回归分析的前期条件，不宜进行多重线性回归分析。

（2）要点：①建立 Logistic 回归模型，将可能会影响 AMI 患者抢救成功的三个因素纳入，计算以及检验偏回归系数，有统计学意义的为影响 AMI 患者抢救成功的因素。②通过向前筛选法、向后剔除法或逐步回归法等方法，建立最佳预测模型，预测 AMI 患者的抢救结果（成功还是失败）。

190

（3）要点：该方法没有利用生存时间的信息，也没有控制性别和骨髓原幼细胞数的影响。该数据属于生存数据，应该考虑生存分析，首先看是否满足 PH 假定，如果满足，则可以用 Cox 回归分析，控制性别和骨髓原幼细胞数，看染色体变量对应的 HR 值有无统计学意义，从而判断有无不良染色体是否可以影响症状的缓解。

（顾　菁　谢今朝　张　静　陈修远）

第13章 统 计 图 表

13.1 目的要求

（1）掌握统计表的基本结构。
（2）掌握统计图的基本要求。
（3）掌握常用统计图的选择。
（4）熟悉统计表的制作原则。

13.2 重点难点

13.2.1 统计表的基本结构及要求

13.2.1.1 统计表的基本结构

统计表一般由标题、标目、线条、数字和备注五部分组成，其基本格式如下：

表号　标题××××××

横标目名称	纵标目……	合计	（顶线）（标目线）
横标目 …… …… 合计	表体（数字）		（合计线）（底线）

13.2.1.2 统计表的各部分基本要求

（1）标题：要能简明扼要地说明表的主要内容，位于表的上端中央，左侧加表号，必要时应注明资料收集的时间、地点。统计表的标题不能过于简单，也不能过于烦琐，要求标题与内容必须相符。

（2）标目：有横标目和纵标目，分别说明表格每行和每列数字的含义。横标目列在表的左侧，表示表中被研究事物的主要标志，相当于句子中的主语。纵标目列在表的上端，用来说明横标目内容的各项统计指标，相当于句子中的谓语。横、纵标目连贯起来能读成一句比较完整而通顺的话。必要时，可在横标目或纵标目上冠以总标目。标目内容一般应按顺序从小到大排列，不同时期的资料可按年份、月份先后排列，有助于说明其规律性。

（3）线条：线条不宜过多，常用三条基本线表示，即上面的顶线，下面的底线，以及纵标目下面的横线，称为"三线表"。表格中如有合计可用一条横线隔开。如果表中有总标目，在总标目与纵标目之间一般用短横线隔开。统计表的左右两侧不应有边线，表的左上角不能用斜线，表内不允许使用竖线和斜线。

（4）数字：用阿拉伯数字表示。表内的数字必须正确，同一指标的小数位数应一致并对齐。表内不留空格，数字暂缺或未记录用"…"表示，无数字用"—"表示，若数字为"0"，则填写"0"。为方便核实与分析，表一般应有合计。

（5）备注：不是统计表的必备部分，一般不列入表内。可在表内需要说明的内容处标"＊"等符号，并用文字在表的下面进行说明。

13.2.2 统计图的基本要求

（1）根据资料的性质和分析目的选用合适的统计图。

（2）每一张统计图都要有标题。标题应概括地说明资料的内容、时间和地点，一般位于图的下方。

（3）条图、散点图、线图和直方图都要有横轴和纵轴。纵、横轴应注明尺度及对应的单位，尺度应等距或具有规律性，横轴尺度自左而右、纵轴尺度自下而上，数量由小到大。条图与直方图纵坐标从"0"开始，并标明"0"点位置。纵横坐标长度的比例一般以 5：7 为宜。

（4）比较不同事物时，可用不同颜色或线条表示，并附图例加以说明。图例一般放在图的右上角空隙处或图下方中间位置。

13.2.3 常用统计图的选择

常用统计图列表见表 13 - 1。

表 13 - 1　常用统计图

统计图	适用资料	应用
条图	分类变量、连续型变量	用直条长短表示相互独立指标数值大小
百分条图	分类变量	用直条各段的长度（面积）表示各部分所占比例
饼图	分类变量	用圆内的扇形面积大小表示各部分所占比例
线图	连续型变量、分类变量	描述一个变量随另一个变量变化的趋势
半对数线图	连续型变量、分类变量	描述一个变量随另一个变量变化的速度
直方图	连续型变量	用直条的高度或面积表达各组段的频率或频数
散点图	双变量，连续型变量	用点的密集程度和变化趋势表示两变量相关关系
箱式图	连续型变量	描述变量的分布特征

13.3 习 题

13.3.1 选择题

A1 型（单句型最佳选择题）

（1）为了描述资料分布概况，绘制直方图时，直方图的纵轴可以为_____。

A. 频数　　　　　　　B. 频率　　　　　　　C. 频率密度（频率/组距）

D. 都可以　　　　　　E. 累计频率

（2）描述年龄（分8组）与血压的关系，应绘制_____。

A. 线图　　　B. 饼图　　　C. 直方图　　　D. 百分条图　　　E. 箱式图

（3）要对比三种疾病随时间推移的患病率变化速度，应选用_____。

A. 线图　　　B. 饼图　　　C. 半对数线图　　　D. 直条图　　　E. 直方图

（4）对比某地两年几种疾病的患病率，最适合的统计图形是_____。

A. 直方图　　　B. 直条图　　　C. 复式直条图　　　D. 线图　　　E. 饼图

（5）以统计图展示连续型变量，不可选用_____。

A. 线图　　　B. 直方图　　　C. 半对数线图　　　D. 直条图　　　E. 饼图

（6）将同一组数据的 P_{25}、P_{50}、P_{75} 标在一个数轴上，则_____。

A. P_{50} 一定在 P_{25} 和 P_{75} 的中点　　　B. P_{50} 一定不在 P_{25} 和 P_{75} 的中点

C. P_{50} 一定靠近 P_{25} 一些　　　D. P_{50} 一定靠近 P_{75} 一些

E. 以上都不是

（7）下列不属于频率分布图（表）的用途的是_____。

A. 直观提示数据的分布类型　　　B. 描述数据的集中趋势和离散趋势

C. 对分布类型进行统计推断　　　D. 核查数据质量

E. 频率分布表可用于计算集中趋势指标和离散趋势指标

（8）用频数表计算平均数时，各组的组中值应为_____。

A. 本组段变量值的平均数　　　B. 本组段变量值的中位数

C. 本组段的上限值　　　D. 本组段的下限值

E.（本组段上限值 + 本组段下限值）/2

（9）关于频数表的制作，下列说法正确的是_____。

A. 频数表的组数越多越好　　　B. 频数表的下限应该大于最小值

C. 频数表的上限应该小于最大值　D. 一般频数表采用等距分组

E. 频数表的极差是最小值与最大值之和

（10）频数表不能_____。

A. 反映频数分布的特征　　　B. 精确估计算术均数

C. 便于发现异常值　　　D. 方便进一步统计分析计算

E. 用于分类资料

A2 型（病例摘要型最佳选择题）

（11）欲描述广州市 2003 年 SARS 患者的职业构成，可以绘制_____。

　　A. 单式条图　　　B. 饼图　　　　C. 直方图　　　D. 线图　　　　E. 散点图

（12）现有某地居民 1950—1968 年伤寒和结核病死亡率（1/10 万）资料，下列哪种统计图可以形象化地反映两种疾病的死亡率随着时间推移的变化速度？_____。

　　A. 饼图　　　　B. 直方图　　　C. 散点图　　　D. 普通线图　　　E. 半对数线图

（13）某研究欲描述某地近 30 年伤寒发病率的动态发展速度及人群免疫水平和患病率（%）关系，应分别绘制_____。

　　A. 线图和散点图　　　　　　B. 直方图和散点图　　　　　　C. 复式条图和线图

　　D. 散点图和复式条图　　　　E. 直方图和复式条图

（14）测得 200 名正常成年男子的血清胆固醇值（mmol/L），为进行统计描述，下列说法不正确的是_____。

　　A. 可用频数表法计算均数　　　　B. 可用直接法计算均数

　　C. 可用直接法计算标准差　　　　D. 可用加权法计算标准差

　　E. 可用直条图表示频率分布图

（15）基于表 13 - 2 的资料进行描述，下列说法中正确的是_____。

表 13 - 2　2018 年某城市男、女性别居民主要死因构成

死因	男性构成比	女性构成比
恶性肿瘤	27.5%	27.9%
脑血管病	24.5%	21.5%
心脏病	19.6%	20.1%
呼吸系统病	9.6%	7.5%
损伤和中毒	3.6%	5.3%
其他	15.1%	17.7%
共计	100.0%	100.0%

　　A. 可用直方图分别展示男、女性别居民的主要死因构成分布

　　B. 可用散点图展示男、女性别居民的主要死因构成间的关系

　　C. 可用线图分别展示男、女性别居民的主要死因构成分布

　　D. 可用复式条图展示男、女性别居民的主要死因构成分布的差异

　　E. 对于同一死因，可按照（男性构成比 + 女性构成比）/2 的方式计算的总人群的构成比

13.3.2　判断题

（1）线条不宜过多，常用三条基本线表示，即上面的顶线，下面的底线，以及纵标目下面的横线，称为"三线表"。（　　）

（2）对某中学高三年级 10 个班学生近视比例做比较，应画线图。（　　）

（3）描述300人肺活量与身高的关系可画散点图。（　　）

（4）饼图和条图都可以描述资料的构成比分布。（　　）

（5）半对数线图可以描述和比较事物的发展变化的相对速度。（　　）

13.3.3 简答题

（1）统计表的基本组成部分有哪些？各部分的基本要求是什么？

（2）常用的统计图有哪些？它们的适用条件是什么？

（3）直方图的绘制要点是什么？

（4）普通线图和半对数线图的主要区别是什么？

13.4 SPSS 应用

例 13 - 1　请根据表 13 - 3 绘制单式直条图。

表 13 - 3　某地 2009 年 5 种主要恶性肿瘤发病率（1/10 万）

肿瘤	发病率
肺癌	65.04
结直肠癌	41.25
乳腺癌	30.56
胃癌	21.70
肝癌	20.04

（1）调用数据文件。

（2）操作过程：选择 Graphs → Legacy Dialogs → Bar → Simple → Values of Individual Cases → Define，在弹出的对话（图 13 - 1）中，选择 Bars Represent：发病率，选择 Variable：肿瘤，点击 OK，生成单式直条图（图 13 - 2）。

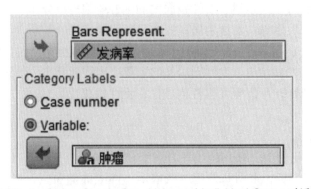

图 13 - 1　Define Simple Bar：Values of Individual Cases 对话框

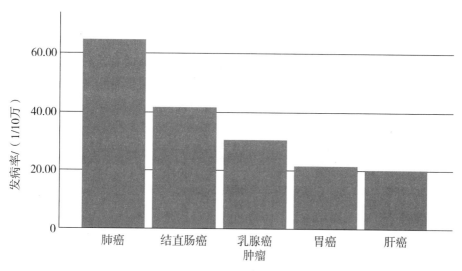

图 13-2　某地 2009 年 5 种恶性肿瘤的发病率

例 13-2　请根据表 13-4 绘制复式直条图。

表 13-4　某地 2009 年 3 种恶性肿瘤发病率（1/10 万）

肿瘤	男发病率	女发病率
肺癌	80.91	49.64
结直肠癌	46.37	36.28
胃癌	30.35	13.3

（1）调用数据文件。

（2）操作过程：选择 Graphs → Legacy Dialogs → Bar → Clustered → Values of Individual Cases → Define，在弹出的对话框（图 13-3）中，选择 Bars Represent：男发病率 & 女发病率，选择 Variable：肿瘤，点击 OK，生成复式直条图（图 13-4）。

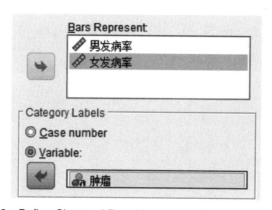

图 13-3　Define Clustered Bar：Values of Individual Cases 对话框

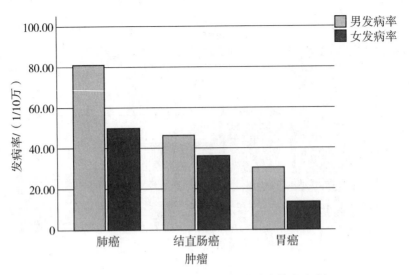

图 13 -4 某地 2009 年 3 种恶性肿瘤的发病率

例 13 -3 请根据表 13 -5 绘制圆图。

表 13 -5 2002 年某城市居民主要死因构成

死因	构成比
恶性肿瘤	27.5%
脑血管病	24.5%
心脏病	19.6%
呼吸系统病	9.6%
损伤和中毒	3.6%
其他	15.1%
共计	100.0%

（1）调用数据文件。

（2）操作过程：选择 Graphs → Legacy Dialogs → Pie → Values of individual cases → Define，在弹出的对话框（图 13 -5）中，选择 Slices Represent：比重，选择 Variable：死因，点击 OK，生成圆图（图 13 -6）。

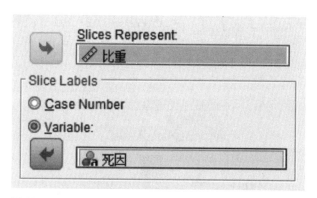

图13-5 Define Pie: Values of Individual Cases 对话框

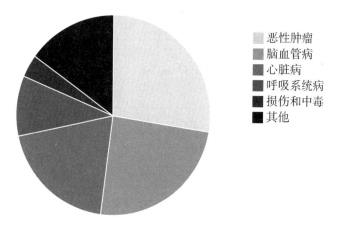

恶性肿瘤
脑血管病
心脏病
呼吸系统病
损伤和中毒
其他

图13-6 2002年某城市居民主要死因构成

例13-4 请根据表13-6绘制线图。

表13-6 某地1997—2004年某地男、女性的糖尿病死亡率（1/10万）

年份	男死亡率	女死亡率
1997	12.11	18.57
1998	13.02	18.44
1999	18.62	25.18
2000	24.30	28.40
2001	23.32	28.71
2002	19.71	28.13
2003	22.59	27.61
2004	24.93	31.67

（1）调用数据文件。

（2）操作过程：选择 Graphs → Legacy Dialogs → Line → Multiple →

$\boxed{\text{Values of Individual Cases}}$ → $\boxed{\text{Define}}$，在弹出的对话框（图 13 - 7）中，选择 Lines

Represent：男死亡率 & 女死亡率，选择 Variable：年份，点击 $\boxed{\text{OK}}$，生成线图（图13 -8）。

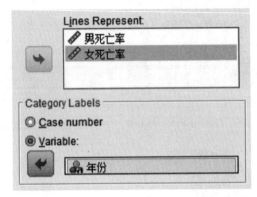

图 13 -7 Define Multiple Line：Values of Individual Cases 对话框

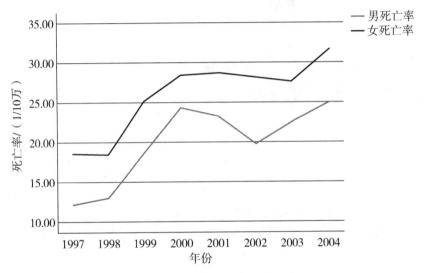

图 13 -8 1997—2004 年某地男、女性的糖尿病死亡率

例 13 -5 请根据表 13 -7 绘制直方图。

表 13 -7 某市 110 名 20 岁男大学生身高的频数分布

身高/cm	频数	身高/cm	频数
162	1	174	16
164	4	176	8
166	9	178	8
168	13	180	3
170	19	182	2
172	27	—	—

（1）调用数据文件。

（2）操作过程：

选择 $\boxed{\text{Data}}$ → $\boxed{\text{Weight Cases}}$，在弹出的对话框（图 13 – 9）中，选择 Weight cases by，选择 Frequency Variable：频数，点击 $\boxed{\text{OK}}$。

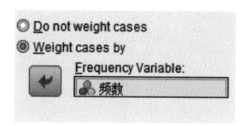

图 13 – 9　Weight Cases 对话框

选择 $\boxed{\text{Graphs}}$ → $\boxed{\text{Legacy Dialogs}}$ → $\boxed{\text{Histogram}}$，在弹出的对话框（图 13 – 10）中，选择 Variable：身高，点击 $\boxed{\text{OK}}$，生成直方图（图 13 – 11）。

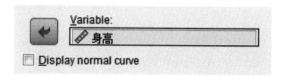

图 13 – 10　Histogram 对话框

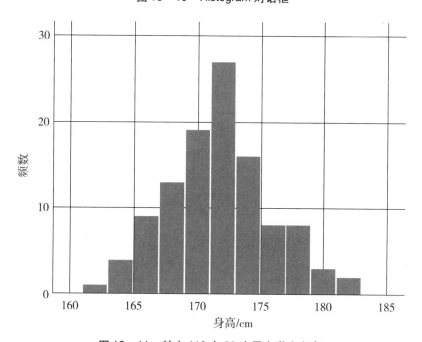

图 13 –11　某市 110 名 20 岁男大学生身高

例 13 - 6 请根据表 13 - 8 绘制散点图。

表 13 - 8 13 名 8 岁健康男童体重与心脏横径的情况

体重/kg	心脏横径/cm	体重/kg	心脏横径/cm
25.5	9.2	23.5	9.4
19.5	7.8	26.5	9.7
24	9.4	23.5	8.8
20.5	8.6	22	8.5
25	9	20	8.2
22	8.8	28	9.9
21.5	9	—	—

（1）调用数据文件。

（2）操作过程：选择 $\boxed{\text{Graphs}}$ → $\boxed{\text{Legacy Dialogs}}$ → $\boxed{\text{Scatter}}$ → $\boxed{\text{Simple}}$ → $\boxed{\text{Define}}$，在弹出的对话框（图 13 - 12）中，选择 Y Axis：心脏横径与 X Axis：体重，点击 $\boxed{\text{OK}}$，生成散点图（图 13 - 13）。

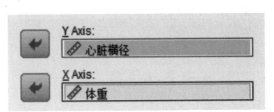

图 13 - 12 Simple Scatterplot 对话框

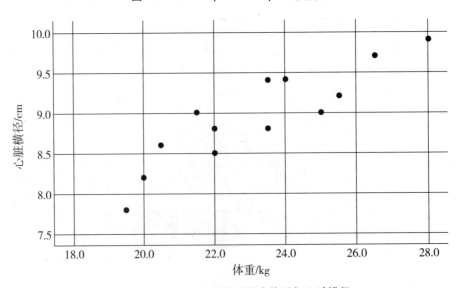

图 13 - 13 13 名 8 岁健康男童体重与心脏横径

例 13 – 7　请根据表 13 – 9 绘制箱式图。

表 13 – 9　某校三个专业学生 SCL 90 量表总得分

专业	SCL90	专业	SCL90	专业	SCL90
A	25	B	7	C	61
A	49	B	0	C	15
A	18	B	3	C	47
A	37	B	22	C	29
A	37	B	25	C	37
A	67	B	4	C	46
A	48	B	21	C	11
A	90	B	44	C	22
A	49	B	1	C	79
A	20	B	15	C	17

（1）调用数据文件。

（2）操作过程：选择 $\boxed{\text{Graphs}}$ → $\boxed{\text{Legacy Dialogs}}$ → $\boxed{\text{Boxplot}}$ → $\boxed{\text{Simple}}$ → $\boxed{\text{Summaries for Groups of Cases}}$ → $\boxed{\text{Define}}$，在弹出的对话框（图 13 – 14）中，选择 Variables：scl-90；与 Category Axis：专业，点击 $\boxed{\text{OK}}$，生成箱式图（图 13 – 15）。

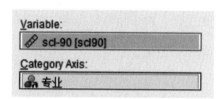

图 13 – 14　Define Simple Boxplot：Summaries for Groups of Cases 对话框

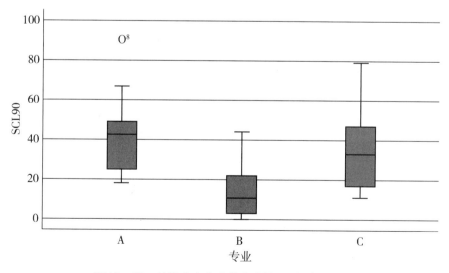

图 13 – 15　某校 3 个专业学生 SCL 90 量表总得分

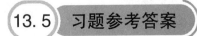

13.5 习题参考答案

【选择题】

(1) D　(2) A　(3) C　(4) C　(5) E　(6) E　(7) C　(8) E

(9) D　(10) B　(11) B　(12) E　(13) A　(14) E　(15) D

【判断题】

(1) 对　(2) 错　(3) 对　(4) 对　(5) 对

【简答题】

(1) 组成部分见本章13.2.1"统计表的基本结构及要求"。

(2) 见本章13.2.3"常用统计图的选择"。

(3) 直方图的横轴表示被观察对象,是连续变量。纵轴表示被观察现象的频数(或频率),纵轴尺度必须从"0"开始。直方的宽度代表组距。各组段的组距应相等,如果组距不等,要折合成等距后再绘图。各直条间不留间隙,可划纵线来区分,也可不划纵线。

(4) 普通线图的纵轴和横轴均为算术尺度;半对数线图横坐标为算术尺度,纵坐标为对数尺度。线图用于描述一个变量随另一个变量变化的趋势;半对数线图用于描述一个变量随另一个变量变化的速度。对于相对数指标,用普通线图不能准确表达和对比不同变量的变化速度,因此,在比较几组数据的变化速度,特别是两组数据相差悬殊时,应选用半对数线图。

(廖　婧)

执业医师资格考试
卫生统计学模拟试题 A

A1 型（单句型最佳选择题）

1. 统计量_____。
   A. 是统计总体数据得到的量
   B. 反映总体特征的量
   C. 是根据总体中的全部数据计算出的统计指标
   D. 是用参数估计出来的
   E. 是由样本数据计算出的统计指标

2. 参数是指_____。
   A. 参与个体数
   B. 总体特征的统计指标
   C. 总体的全部个体值
   D. 样本的统计指标
   E. 样本的总和

3. 正态分布的两个参数为_____。
   A. $\bar{X}$ 和 S
   B. μ 和 σ
   C. $\bar{X}$ 和 σ
   D. $\bar{X}$ 和 CV
   E. μ 和 S

4. 测定 111 名健康成年男子总胆固醇含量均数为 182.08 mg/dL，标准差为 3.46 mg/dL，其总体均数的 99% 置信区间为_____。
   A. $182.08 \pm 3.34 \times 3.46/\sqrt{111}$
   B. $182.08 \pm 2.58 \times 3.46/\sqrt{111}$
   C. $182.08 \pm 3.34 \times 3.46$
   D. $182.08 \pm 2.58 \times 3.46$
   E. $182.08 \pm 1.96 \times 3.46$

5. 关于假设检验，下列说法正确的是_____。
   A. 单侧检验优于双侧检验
   B. 采用配对 t 检验还是独立样本资料 t 检验是由研究设计方法决定的
   C. 检验结果若 P 值大于 0.05，则接受 H_0 犯错误的可能性很小
   D. 用 t 检验进行两样本总体均数比较时，可以不要求方差齐性
   E. 配对 t 检验总是优于独立样本资料 t 检验

6. 多组总体均数的两两比较，可采用_____。
   A. 两独立样本资料 t 检验
   B. χ^2 检验
   C. Wilcoxon 秩和检验
   D. F 检验
   E. SNK 检验

7. 某医师治疗了 2 例视网膜炎患者，1 例有效，下列说法错误的是_____。
   A. 有效率为 50%
   B. 最好用绝对数表示
   C. 必须用率表示时，应同时给出其可信区间
   D. 分母太小，用相对数不可靠
   E. 不能得知总体有效率

8. 标准化死亡比 SMR 是指_____。

A. 实际死亡数/预期死亡数　　　　　　　B. 预期死亡数/实际死亡数

C. 实际发病数/预期发病数　　　　　　　D. 预期发病数/实际发病数

E. 预期发病数/预期死亡数

9. 四格表资料的 χ^2 检验应使用校正公式而未使用时，会导致_____。

A. χ^2 增大，P 值减小　　B. χ^2 减小，P 值也减小　　C. χ^2 增大，P 值也增大

D. χ^2 减小，P 值增大　　E. 视数据不同而异

10. 下列检验方法中，不属于非参数检验方法的是_____。

A. 方差分析　　　　　　B. K-W 检验　　　　　　C. Wilcoxon 秩和检验

D. Wilcoxon 符号秩和检验　　E. H 检验

11. 两样本秩和检验的 H_0 是_____。

A. 两样本秩和相等　　　　B. 两总体分布位置相同　　C. 两样本分布位置相同

D. 两总体秩和相等　　　　E. 两总体分布无关

12. 已知 $r = 0$，则一定有_____。

A. $b = 1$　　　　B. $a = 1$　　　　C. $l_{Y \cdot X} = 0$　　　　D. $l_{YY} = 0$　　　　E. $l_{Y \cdot X} = l_{YY}$

13. 针对敏感问题较适用的问卷调查法有_____。

A. 集中填答　　　　　　B. 深入访谈　　　　　　C. 线上匿名调查

D. 电话采访法　　　　　E. 面对面询问法

14. 分层抽样要求把总体分层，为了减少抽样误差，要求_____。

A. 层内个体差异小，层间差异大　　　　　B. 层内个体差异大，层间差异小

C. 层内个体差异小，层间差异小　　　　　D. 层内个体差异大，层间差异大

E. 分层完全随机

15. 下列研究设计类型中既能全面均衡地分析各因素的不同水平的效应，又能获得各因素间的交互作用的是_____。

A. 交叉设计　　　　　　B. 配对设计　　　　　　C. 随机区组设计

D. 析因设计　　　　　　E. 重复测量设计

16. 计算婴儿死亡率的分母是_____。

A. 年初 0 岁组人口数　　B. 年中 0 岁组人口数　　C. 年末 0 岁组人口数

D. 年均人口数　　　　　E. 年活产数

17. 下列关于 Kaplan-Meier 法的说法中不正确的是_____。

A. K-M 法估计生存率可以绘制成连续的光滑生存曲线

B. K-M 法绘制出的生存曲线中，右端点的纵坐标值在下一个台阶处

C. K-M 法根据死亡时点分段，逐个估计死亡时点的生存率

D. 如果样本生存率中没有 50%，可采用插值法行估计中位生存时间

E. K-M 法计算生存率时，如遇相同的生存时间只取其中 1 个参加排序

18. Logistic 回归系数与 OR 的关系为_____。

A. $\beta > 0$ 等价于 $OR > 1$　　　　　　B. $\beta > 0$ 等价于 $OR < 1$

C. $\beta = 0$ 等价于 $OR = 1$　　　　　　D. $\beta < 0$ 等价于 $OR < 1$

E. A、C、D 均正确

19. 将同一组数据的 P_{25}、P_{50}、P_{75} 标在一个数轴上，则_____。

A. P_{50} 一定在 P_{25} 和 P_{75} 的中点   B. P_{50} 一定不在 P_{25} 和 P_{75} 的中点

C. P_{50} 一定靠近 P_{25} 一些   D. P_{50} 一定靠近 P_{75} 一些

E. 以上都不一定

20. 关于频数表的制作，下列说法正确的是_____。

A. 频数表的组数越多越好   B. 频数表的下限应该大于最小值

C. 频数表的上限应该小于最大值   D. 一般频数表采用等距分组

E. 频数表的极差是最小值与最大值之和

21. 描述分类变量资料的相对数主要包括_____。

A. 百分率、千分率、万分率   B. 百分比、千分比、万分比

C. 出生率、死亡率、患病率   D. 定基比、环比、变化速度

E. 速率、构成比、相对比

A2 型（病例摘要型最佳选择题）

22. 某研究调查了 980 名农民工的职业健康状况，下列变量属于定量变量的有_____。

A. 工作类型   B. 暴露的职业危害因素类型

C. 是否患职业病   D. 暴露于职业危害因素的时间（月）

E. 性别

23. 2010 年 11 月，我国开展了第六次全国人口普查。普查结果显示全国总人口为 13.7 亿人，其中女性占 48.81%，预期寿命为 77.37 岁，男性预期寿命为 72.38 岁。请问以下哪种方式正确表达了第六次全国人口普查的统计结果？_____。

A. $p_{男} = 51.19\%$，$\overline{X}_{女} = 72.38$ 岁   B. $p_{女} = 48.81\%$，$\overline{X}_{女} = 77.37$ 岁

C. $\pi_{女} = 48.81\%$，$\mu_{男} = 72.38$ 岁   D. $p_{男} = 51.19\%$，$\overline{X}_{男} = 72.38$ 岁

E. $\pi_{男} = 51.19\%$，$\mu_{女} = 72.38$ 岁

24. 调查测定某地 300 名正常人尿铅含量见下表：

其他 300 名正常人尿铅含量

尿铅含量/$(mg \cdot L^{-1})$	0～	4～	8～	12～	16～	20～	24～	28～	合计
例数	14	22	29	18	15	6	1	2	107

描述该资料的集中趋势宜用_____。

A. 均数   B. 中位数   C. 几何均数   D. 众数   E. 极差

25. 已知某地正常人某定量指标的总体均值为 $\mu_0 = 5$，今随机测得该地某特殊人群中 30 人该指标的数值。若用 t 检验推断该特殊人群指标的总体均值 μ 与 μ_0 之间是否有差异，则自由度为_____。

A. 5   B. 28   C. 29   D. 4   E. 30

26. 某研究者探讨某药对 HIV 感染者的病毒抑制作用，将 60 名 HIV 感染者随机分成两组，一组接受该药治疗，另一组接受标准治疗，对每个 HIV 感染者记录治疗前和治疗后的病毒载量（IU/mL），欲比较两种干预方法的效果，以下说法中正确的是_____。

A. 研究为配对设计，应对两组治疗后结果进行比较

B. 研究为配对设计，应对两组治疗前后差值进行比较

C. 研究为完全随机设计，应对两组治疗前后差值进行比较

D. 研究为完全随机设计，应对两组治疗后结果进行比较

E. 研究为随机区组设计，应对两组治疗后结果进行比较

27. 根据下表资料可知_____。

甲、乙疗法疗效比较

病情	甲			乙		
	患者人数	治愈人数	治愈率	患者人数	治愈人数	治愈率
轻型	40	36	90%	60	54	90%
重型	60	42	70%	40	28	70%
合计	100	78	78%	100	82	82%

A. 乙疗法优于甲疗法　　　　　　B. 甲疗法优于乙疗法

C. 两法标准化治愈率相同　　　　D. 此资料甲、乙疗法不能比较

E. 两法标准化治愈率不相等

28. 用某中草药预防流感，用药组与对照组的流感发病情况如下表：

中草药预防流感观察

组别	观察人数	发病人数	发病率
用药组	100	14	14%
对照组	120	30	25%

则构成四格表中 4 个格子内的数字是_____。

A.
100	14
120	30

B.
100	14
120	25

C.
100	86
120	90

D.
14	86
30	90

E.
14	14
30	25

29. 两种方法测定车间空气中的 CS_2 的含量（mg/m³），10 个样本中只有 1 个样本用两法测定的结果相同，若已知正的秩次和为 10.5，则负的秩次和为_____。

A. 44.5　　　B. 35.5　　　C. 34.5　　　D. 32.5　　　E. 无法计算

30. 关于胰岛素和空腹血糖关系的回归分析中，在散点图中绘制出的回归直线如下图所示，则该回归方程的斜率可能是_____。

A. $b = 0$　　B. $b = 13$　　C. $b = 7$　　D. $b = 0.3$　　E. $b = -0.3$

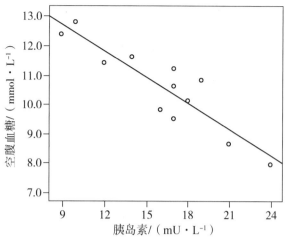

胰岛素和空腹血糖的散点图及回归直线

31. 在某地中老年 HIV 感染者的生命质量及影响因素研究的调查表中，属于备查项目的是＿＿＿。

A. 调查对象对自身健康水平的评分

B. 调查对象接受抗 HIV 药物治疗的治疗号

C. 调查对象接受抗 HIV 药物治疗的治疗总时长

D. 调查对象的年龄

E. 调查对象近 1 个月的精力状况

32. 为研究某新药治疗成人 2 型糖尿病疗效，在某医院选择 100 例 2 型糖尿病患者，随机分为试验组和对照组，试验组服用试验药，对照组服用公认有效的"盐酸二甲双胍"。这种对照在实验设计中称为＿＿＿＿＿＿＿＿。

A. 空白对照　　　　　　B. 自身对照　　　　　　C. 标准对照

D. 实验对照　　　　　　E. 历史对照

33. 某地某年女性的简略寿命表中 0 岁组的期望寿命是 88 岁，则 1～岁年龄组的期望寿命为＿＿＿＿＿＿＿＿岁。

A. 87　　　　　B. 88　　　　　C. 89　　　　　D. 90　　　　　E. 无法判断

34. 某研究人员想要研究吸烟年份（X_1）、吸烟频率（X_2）、吸烟数量（X_3）、年龄（X_4）对肺通气量（Y）的影响，并通过多重线性回归拟合了一个模型。现在研究人员想要了解这个模型是否能很好地拟合当前的样本数据，可以通过下面哪个指标来判断？＿＿＿＿＿＿＿＿。

A. R　　　B. R^2　　　C. $\sqrt{R}$　　　D. R^2_{ad}　　　E. β_1、β_2、β_3、β_4各自的情况

35. 欲描述广州市 2020 年新型冠状病毒患者的职业构成，可以绘制＿＿＿＿＿＿＿＿。

A. 单式条图　　B. 饼图　　C. 直方图　　D. 线图　　E. 散点图

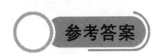

【选择题】

A1 型：

1. E   2. B   3. B   4. B   5. B   6. E   7. A   8. A   9. A

10. A   11. B   12. C   13. C   14. A   15. D   16. E   17. A   18. E

19. E   20. D   21. E

A2 型：

22. D   23. C   24. B   25. C   26. C   27. C   28. D   29. C   30. E

31. B   32. C   33. E   34. D   35. B

执业医师资格考试
卫生统计学模拟试题 B

A1 型（单句型最佳选择题）

1. 下列资料中属于定量资料的是_____。

A. 患者的血型（A/B/O/AB）

B. 粪便潜血试验结果（－、＋、＋＋…）

C. 某地的乙肝发病率（高、中、低）

D. 小鼠染毒后细胞转化率（5%、20%、75%…）

E. 临床试验中某药物的疗效（治愈、好转……）

2. 对血清滴度资料，表示平均水平的最常用统计量是_____。

A. 均数　　　　B. 中位数　　　　C. 几何均数　　　　D. 全距　　　　E. 标准差

3. 正态曲线下总面积为_____。

A. 95%　　　　B. 99%　　　　C. 50%　　　　D. 100%　　　　E. 1%

4. 用大量来自同一总体的独立样本对总体参数作估计时，关于 95% 置信区间（CI），正确的说法是_____。

A. 大约有 95% 的样本的 CI 覆盖了总体参数

B. 各个样本的 CI 是相同的

C. 对于每一个 CI 而言，有 95% 可能性覆盖总体参数

D. 对于每一个 CI 而言，有 5% 可能性没有覆盖总体参数

E. 大约有 95% 的样本的 CI 是相同的

5. 当组数等于 2 时，对于同一资料，方差分析结果与 t 检验的结果_____。

A. 完全等价且 $F = t$　　　　　　　　B. 方差分析结果更准确

C. t 检验结果更准确　　　　　　　　D. 完全等价且 $t = \sqrt{F}$

E. 两方法间没有必然联系

6. 完全随机设计资料的方差分析中，若 $SS_{组内} > SS_{组间}$，一定有_____。

A. $MS_{组间} > MS_{组内}$　　　　B. $MS_{组间} < MS_{组内}$　　　　C. $MS_{组间} = MS_{组内}$

D. $SS_{总} > SS_{组内}$　　　　E. 不能作出以上结论

7. 对分类资料做分析时，错误的是_____。

A. 一组资料内各类构成比之和为 100%

B. 比较两组样本构成比的差异，须作假设检验

C. 比较两组样本率的差异，须作假设检验

D. 某病 30 岁的患病率为 39.5‰，60 岁的患病率为 20.6‰，可认为 30 岁比 60 岁

211

更易患病

E. 某病年龄构成 30 岁为 39.5‰，60 岁为 20.6‰，可认为 30 岁比 60 岁患病严重

8. 利用 χ^2 检验公式不适合解决的假设检验问题是_____。

A. 比较两种药物的有效率

B. 检验某种疾病与基因多态性的关联

C. 基于有序多分类资料，比较两个试验药物疗效的优劣

D. 药物三种不同剂量显效率有无差别

E. 两组病情轻、中、重的概率分布

9. 从甲、乙两文中，查到同类研究设计下，针对同一变量的两个率比较的四格表资料，其 χ^2 检验结果为，甲文 $\chi^2 > \chi^2_{0.01,1}$，乙文 $\chi^2 > \chi^2_{0.05,1}$，可认为_____。

A. 两文结果有矛盾　　　　　　B. 两文结果基本一致

C. 甲文结果更为可信　　　　　D. 甲文中总体率的差值较大

E. 乙文的样本量需进一步增加

10. 完全随机设计两样本比较的秩和检验，其检验统计量 T 是_____。

A. 为了查 T 界值表方便，一般以秩和较小者为 T

B. 为了查 T 界值表方便，一般以秩和较大者为 T

C. 为了查 T 界值表方便，一般以例数较小者秩和为 T

D. 为了查 T 界值表方便，一般以例数较大者秩和为 T

E. 当样本例数不等时，一般以例数较大者秩和为 T

11. 积矩相关系数 $\rho = 0$ 时，宜表述为_____。

A. 两变量间不存在任何关系

B. 两变量间存在线性关系，不排除也存在某种曲线关系

C. 两变量间存在曲线关系

D. 两变量间的关系不能确定

E. 两变量间不存在线性关系，但不排除存在某种曲线关系

12. 在直线回归分析中，回归系数 b 的绝对值越大，则_____。

A. 所绘散点越靠近回归线　　　　B. 所绘散点越远离回归线

C. 回归线在 Y 轴上的截距越大　　D. 回归线对 X 轴越平坦

E. 回归线对 X 轴越陡

13. 横断面调查适用于下列哪种情况？_____。

A. 欲发现某病全部病例并提供治疗

B. 欲了解各种疾病的常年发病情况

C. 物力、财力有限，不能完成大量人数的调查

D. 欲早期发现癌症患者以降低其死亡率

E. 欲了解某地一定时间内某病的患病情况

14. 在实验设计阶段，随机化分组的目的是_____。

A. 控制统计推断的第一类错误

B. 控制统计推断的第二类错误

C. 尽可能使各组的非处理因素具有相似的水平

D. 尽可能使各组的处理因素具有相似的水平

E. 尽可能使各组的样本量接近

15. 临床试验中，下列不是安全性指标的是_____。

A. 不良事件和不良反应

B. 实验室检查结果（包括生化学和血液学指标）

C. 合并用药情况

D. 生命体征

E. 其他特殊的安全性检验（如心电图、眼科检查等）

16. 伤残调整寿命年是指_____。

A. 因早死所致的寿命损失年　　　　B. 因伤残所致的寿命损失年

C. 因伤残而存活的寿命年　　　　　D. 从发病到死亡所损失的全部寿命年

E. 从发病到死亡的寿命年

17. 用最小二乘法确定多重线性直线回归方程的原则是各观察点_____。

A. 距离直线的纵向距离平方和最小

B. 距离直线的垂直距离平方和最小

C. 距离直线的垂直距离之和最小

D. 距离直线的纵向距离之和最小

E. 距离直线的水平距离之和最小

18. Cox 回归模型要求两个不同个体在不同时刻 t 的风险函数之比_____。

A. 随时间增加而减小　　　　　　　B. 随时间增加而增加

C. 不随时间改变　　　　　　　　　D. 视具体情况而定

E. 开始随时间增加而增加，后来随时间增加而减小

19. 描述年龄（分8组）与血压的关系，应绘制_____。

A. 线图　　　　B. 饼图　　　　C. 直方图　　　　D. 百分条图　　　　E. 箱式图

20. 计算麻疹疫苗接种后血清检查的阳转率，分母为_____。

A. 麻疹易感儿数　　　　　　　　　B. 麻疹患儿人数

C. 实际参加麻疹疫苗接种的人数　　D. 应当参加麻疹疫苗接种的人数

E. 麻疹疫苗接种后阳转人数

21. χ^2 分布的形状依赖于以下哪个数值的大小？_____

A. 样本含量　　　B. 自由度　　　C. 理论频数　　　D. 总体方差　　　E. 样本方差

A2 型（病例摘要型最佳选择题）

22. 为研究某地区 11～17 岁青少年的肥胖患病率，5 个研究团队采用同样的调查方法在该地区分别随机抽样调查了 500～3 000 名 11～17 岁青少年。5 个研究基于 *BMI* 计算得到的青少年肥胖患病率分别为 5.6%、5.9%、6.3%、9.0% 和 4.5%。请问不同研究得出肥胖患病率差异的可能原因是_____。

A. 抽样误差　　　　　　　B. 总体患病率的差异　　　　　　C. 青少年应答率不同

D. 研究团队不同　　　　E. 调查问题不同

23. 根据 200 例正常人的尿铅值原始数据（非正态分布），计算其 95% 医学参考值范围应采用_____。

A. 双侧正态分布法　　　　B. 单上侧正态分布法　　　　C. 双侧百分位数法

D. 单上侧百分位数法　　　　E. 单下侧正态分布法

24. 为调查我国城市女婴出生体重，在北方城市和南方城市分别随机抽取 5 385 和 4 896 个样本，测得北方城市样本均数为 3.08 kg，标准差为 0.53 kg；南方城市样本均数为 3.10 kg，标准差为 0.34 kg，经假设检验，$P = 0.003\,4 < 0.05$，这意味着_____。

A. 南方和北方女婴出生体重的差别无统计学意义

B. 南方和北方女婴出生体重差别很大

C. 南方女婴比北方女婴出生体重大

D. 由于 P 值太小，南方和北方女婴出生体重差别无意义

E. 南方和北方女婴出生体重差别有统计学意义，但尚不能确定是否有实际意义

25. 某职业病防治院测定了 20 名硅肺病患者、15 名煤矿工人尘肺病患者和 23 名非患者的用力肺活量，求得其均数分别为 1.79 L，2.08 L 和 3.01 L。欲对数据进行完全随机设计资料的方差分析（假设满足方差分析的前提条件），则总自由度、组间自由度和组内自由度分别是_____。

A. 55、2、53　　　　B. 58、2、56　　　　C. 57、55、3

D. 57、3、54　　　　E. 57、2、55

26. 经调查获知甲、乙两地的冠心病粗死亡率均为 $4/10^5$，对年龄构成进行标准化后，甲地标化率为 $4.5/10^5$，乙地为 $3.8/10^5$，由此可知_____。

A. 甲地冠心病死亡人群较乙地更年轻化

B. 乙地冠心病死亡人群较甲地更年轻化

C. 甲地的冠心病诊断较乙地更准确

D. 乙地的冠心病诊断较甲地更准确

E. 甲地的冠心病死亡率比乙地低

27. 设 1 000 有名受试者，分别接受 ABO 血型系统和 MN 血型系统的检查，根据检查结果，按（O、A、B、AB）和（M、N、MN）的 12 种组合分别计数，得到一个 4×3 列联表。为检查两种血型系统之间是否独立，需要某种检验方法，其自由度应为_____。

A. 998　　　B. 6　　　C. 999　　　D. 11　　　E. 12

28. 某研究欲比较单纯肥胖者（$n_1 = 8$）与健康人群（$n_2 = 10$）血浆总皮质醇是否有差异，采用 Wilcoxon 秩和检验进行分析。计算得单纯肥胖者组的秩和 $T_1 = 74.5$，健康人群组的秩和 $T_2 = 96.5$，查 T 界值表：当双侧 $\alpha = 0.10$ 时，T 界值范围为 56～96；当双侧 $\alpha = 0.05$ 时，T 界值范围为 53～99；当双侧 $\alpha = 0.01$ 时，T 界值范围为 47～105。则_____。

A. $P > 0.10$　　　　B. $0.05 < P < 0.10$　　　　C. $P = 0.05$

D. $0.01 < P < 0.05$　　　　E. $P < 0.01$

29. 4 位研究者根据各自的样本数据研究变量 X 和 Y 之间的关系，分别得到以下 4

个结论：

  ① Y 与 X 正相关，回归方程为：$\hat{Y} = -6.234 + 2.347X$；

  ② Y 与 X 正相关，回归方程为：$\hat{Y} = -3.347 - 5.648X$；

  ③ Y 与 X 负相关，回归方程为：$\hat{Y} = -8.493 + 5.437X$；

  ④ Y 与 X 负相关，回归方程为：$\hat{Y} = -4.578 - 4.326X$。

  其中不正确的序号是_____。

  A. ①② B. ①③ C. ②③ D. ③④ E. ②④

30. 有关 2019 年广州市居民食管癌患病率的调查研究中，总体是_____。

  A. 所有食管癌患者   B. 所有广州市居民

  C. 2019 年所有广州市居民 D. 2019 年广州市居民中的食管癌患者

  E. 2019 年广州市居民中的非食管癌患者

31. 某公司关于所生产的治疗成人上呼吸道药物的研究结果声称："服用本药物的 100 名患者中有 93 人在 72 小时内症状消失。"因此，推断此药治疗成人的上呼吸道感染是非常有效的，这项推论_____。

  A. 正确，因为比较的是症状消失率

  B. 正确，因为有效率达到 93%

  C. 不正确，因为所作的比较不是按率计算的

  D. 不正确，因未设置对照组

  E. 不正确，因未做统计学假设检验

32. 采用 Log-rank 检验分析肺癌发病资料，其中，吸烟、慢性支气管炎两个因素都有统计学意义，由此可认为_____。

  A. 吸烟与肺癌发病有因果联系

  B. 慢性支气管炎与肺癌发病有因果联系

  C. 以上两个因素均与肺癌发病有因果联系

  D. 慢性支气管炎与吸烟有关联

  E. 以上两个因素均与肺癌发病有关联

33. 某医师收集 42 例口腔肿瘤患者用甲、乙两种疗法治疗的治疗结局，患者的多种基本特征变量及治疗结局发生的时间，则用下列哪种方法分析两种疗效最合适？_____。

  A. 卡方检验 B. 简单线性回归 C. 多重线性回归

  D. Cox 回归 E. 关联性分析

34. 某研究欲描述某地近 30 年伤寒发病率的动态发展速度及人群免疫水平和患病率（%）关系，应分别绘制_____。

  A. 线图和散点图 B. 直方图和散点图 C. 复式条图和线图

  D. 散点图和复式条图 E. 直方图和复式条图

35. 某职业病防治院随机测定了 11 名石棉肺患者、9 名石棉肺可疑患者和 11 名非患者的用力肺活量，求得其均数分别为 1.79 L、2.31 L 和 3.08 L，能否据此认为石棉肺患者、石棉肺可疑患者和非患者的用力肺活量不同？_____。

  A. 能，因三个样本均数不同

B. 不能，需对三个均数作两两 t 检验才能确定

C. 不能，需对三个均数作两两 Z 检验才能确定

D. 不能，需作完全随机设计三个均数比较的方差分析才能确定

E. 不能，需作随机区组设计三个均数比较的方差分析才能确定

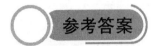

【选择题】

A1 型：

1. D　　2. C　　3. D　　4. A　　5. D　　6. E　　7. E　　8. C　　9. C

10. C　　11. E　　12. E　　13. E　　14. C　　15. C　　16. D　　17. A　　18. C

19. A　　20. C　　21. B

A2 型：

22. A　　23. D　　24. E　　25. E　　26. A　　27. B　　28. A　　29. C　　30. C

31. D　　32. E　　33. D　　34. A　　35. D